Axel Fröhlich, Henning Wiechers, Oliver Kuhn

Der perfekte Online-Verführer

Wie Sie im Internet garantiert jeden Partner erobern

Verlag: Die perfekte Masche, München

Besuchen Sie uns im Internet:
www.dieperfektemasche.de

Autoren: Axel Fröhlich, Henning Wiechers, Oliver Kuhn
Umschlaggestaltung und Layout: www.laska-grafix.de, www.cil-werbung.de
Satz: Ines Meißner
Druck und Bindung: Inter Alia GmbH, Litauen

Originalausgabe Mai 2009

Printed in Germany.
ISBN 978-3-00-027553-1

Inhalt

Als Kind fand man mich am Rummelplatz bei den Schießbuden. Die fand ich großartig. Ich schoss mit Begeisterung. Noch besser als schießen wäre treffen gewesen. Es standen da ja Plastikrosen nebeneinander aufgereiht, eine schöner als die andere. Zumindest für mich. Vor lauter Rosen wusste ich oft nicht, auf welche ich anlegen sollte. Und schoss aufs Geratewohl. Bis der Schießbudenmann mir den Tipp gab, ich solle es mal *mit zielen versuchen.* Wie sagt man? Schießbudenfigur. Nun zielte ich zwar fester entschlossen, kniff aber leider immer noch das falsche Auge zu. Man hatte es mir nicht gut erklärt, das mit dem Zielen. Manchmal traf ich, meistens nicht. Schießbuden-Luftgewehre sind keine Präzisionsgeräte. Meine Trefferquote hielt sich in unglaublich bescheidenen Grenzen. Obwohl da alles voller Rosen war und ich viel von meinem Taschengeld in Munition investiert hatte, ging ich mit leeren Händen heim. Und trotzdem kam ich immer wieder. Es gab mir ein gutes Gefühl, vor so viel Auswahl und Möglichkeiten zu stehen. Ich allein hatte es schließlich in der Hand, mir zu holen, was mir gefiel. Blumen! Oder alternativ bunte Schraubenzieher.

Ich schoss wie ein junger Teufel. Denn letztendlich habe ich doch noch gelernt zu schießen. Ein junger Bundeswehrfuzzi hatte es mir erklärt. Vermutlich dank der jungen Frau, die er beeindrucken wollte.

Schießen an der Schießbude ist eigentlich ganz einfach. Das Ziel aussuchen, sich darauf konzentrieren, das Gewehr an die Schulter und Hand fixieren, ausatmen, Auge, Kimme, Korn und Ziel in eine Linie bringen und gelassen abdrücken. Ein sattes „Klatsch" – und die Blume war meine. Herrlich. Wieder und wieder. Fast zu simpel, wenn das Gewehr nicht völlig um die Ecke geht. Mir wurde das ziemlich schnell langweilig. Quietschbunter Plastikplunder hat seine Anziehungskraft bis heute auf mich nicht verloren. Ich vermisse meine Plastikblumensammlung.

Erstes Kapitel: Daten zum Dating

Dating-Portale sind ein bisschen wie Schießbuden. Sie können entweder irgendwie auf gut Glück hineinballern und landen eventuell irgendeinen Treffer. Sie können mit einem schlechten Online-Auftritt schreiben, bis Ihnen schwindelig wird – und Ihre Trefferquote wird sich in extrem bescheidenen Grenzen halten. Sie gehen mit dem heim, was andere stehen lassen, oder mit dem, was man Glückstreffer nennt.

Oder Sie kommen als professioneller Scharfschütze. Sie können sich mit absoluter Präzision die Hauptpreise holen oder per Schnellfeuerfunktion abräumen, was der Laden hergibt.

Das ist bei Schießbuden nicht erlaubt; dafür aber – im übertragenen Sinne – beim Online-Dating.

So sehen Ihre statistischen Chancen aus

Wer beim Online-Dating erfolgreich sein will, der darf vor allem einen Fehler nicht begehen: sich am Mittelmaß orientieren. Denn wie heißt es so schön in Tommy Jauds Buch *Millionär*? „Wer das macht, was alle machen, der kriegt auch das, was alle kriegen. Und das ist nicht viel."

Wer es aber versteht, sich mit einem guten Profil und einem individuellen Mail-Kontakt von der breiten Masse der Internet-Flirter abzuheben, hat statistisch gesehen jede Menge Chancen. Die Daten zum Dating sprechen da eine klare Sprache: Um im Internet spannende Dates mit umwerfenden Frauen zu organisieren, müssen Sie weder unglaublich attraktiv noch reich sein. Sie müssen nur Ihren Online-Auftritt sorgsam vorbereiten und in jedem Fall die Finger von langweiligen und uninspirierten Massenmails lassen. Sie müssen darüber hinaus lernen, wie das Unterbewusstsein von Frauen funktioniert und wie Sie es steuern können. Und Sie müssen zur richtigen Zeit am richtigen Ort sein.

Glücklicherweise ist in der virtuellen Welt immer die richtige Zeit am richtigen Ort. Gelegenheiten zum Ausprobieren und Üben haben Sie im Internet mehr als genug, wie eine kleine Rechnung schnell zeigt:

Jedes Jahr sind rund 7,5 Millionen Frauen zwischen 18 und 60 Jahren in Deutschland zeitweise oder dauerhaft Single. Bis vor Kurzem hätten Sie nur einen verschwindend kleinen Teil davon kennen lernen können, dank der Partnersuche im Internet sind heute 3,5 Millionen auf einschlägigen Single-Web-Seiten angemeldet, die Sie alle kontaktieren könnten, absolute Haltlosigkeit vorausgesetzt. Hinzu kommen noch einmal rund eine Million Frauen, die in der virtuellen Welt relativ direkt nach einem Sexpartner und erotischen Abenteuern suchen.

Für den Fall, dass Sie in einer mittelgroßen Stadt leben, wohnen in einem realistischen Umkreis um Sie herum durchschnittlich 800.000 Leute, das entspricht ca. 1 Prozent der Einwohner Deutschlands. Wenn Sie für ein Date nicht mehr als 50 Kilometer fahren möchten – und mehr ist eigentlich auch nicht nötig –, tummeln sich dementsprechend 1 Prozent aller Internet-Daterinnen, sprich 45.000, in Ihrer Region. Wäre altersmäßig nur jede Vierte für Sie relevant, blieben also über 10.000 Frauen für Ihr grundsätzliches Interesse übrig.

„10.000“ klingt im Vergleich zu den „Millionen“ vom Anfang erst mal ernüchternd. Stellen Sie sich nun aber vor, Sie wären Rockstar und stünden auf einer Bühne und vor Ihnen 10.000 Frauen – alle im richtigen Alter, ansonsten bunt gemischt. Es ist mucksmäuschenstill. Sie könnten jede von ihnen direkt ansprechen (ohne dass die anderen zuhören). Sie kennen Ihre Fähigkeiten und wissen, dass Sie schon nach den ersten Worten erfahren würden, ob die Angesprochene einen Mann fürs Leben sucht oder unkomplizierten Sex. Oder beides. Wie viele kämen für Sie in Frage? Sicherlich ein paar Tausend.

Das ist Ihre Ausgangssituation beim Online-Dating. Vergrößern Sie nun Ihren Suchradius, verbessert sich die Prima-Frauen-Quote dramatisch: Den Suchradius verdoppeln ergibt die vierfache Menge an Online-Daterinnen. Und sollten Sie es wundersamerweise irgendwie geschafft haben, alle interessanten Internet-Profile aus Ihrer Nähe abgearbeitet zu haben, ist keineswegs ein Umzug nötig: Schon wenige Monate später haben sich rund 25 Prozent der Profile wie von Zauberhand erneuert.

Ein bisschen habe ich bei der Rechnung geschummelt. Online-Dating ist nicht so zentral organisiert wie der Verkauf beim Oligopolisten Ebay.

Stattdessen gibt es Hunderte von Single-Börsen, Flirt-Portalen, Sextreffs und Web-Communities, die kein Mann dieser Welt gleichzeitig bedienen kann, um alle Frauen im Blick zu haben.
Und dennoch: Rein quantitativ betrachtet können Sie davon ausgehen, dass Sie 80 Prozent der Frauen in „nur" 20 gut ausgewählten, großen Portalen erreichen. Das ist allerdings gar nicht der Sinn der Sache. Es kann Ihnen völlig egal sein, wo die zuvor erwähnten *irgendwelchen* 45.000 Single-Frauen aus Ihrem Umkreis angemeldet sind – Sie interessieren sich natürlich für die *richtigen* 1.000 Frauen. Und aus diesem erlesenen Kreis Ihrer Favoritinnen werden Sie dem allergrößten Teil begegnen, wenn es Ihnen gelingt, die drei oder vier Portale herauszufinden, die momentan am angesagtesten sind.
Viele Männer behaupten steif und fest, sie hätten ihre 1.000 Lieblingsfrauen schon angeschrieben, allerdings habe es, wenn überhaupt, nur Absagen gehagelt. Es hätte neben ihnen angeblich noch 10.000 Nebenbuhler gegeben, sodass sie „rein statistisch" einfach den Kürzeren ziehen mussten.
Sind tatsächlich viel mehr Männer als Frauen in Single-Börsen unterwegs? Erste Antwort: ein klares Nein. Diverse unabhängige Untersuchungen zu diesem Thema zeigen, dass auf vier Frauen im Online-Dating tatsächlich ungefähr fünf Männer kommen. Aber es entsteht leicht der Eindruck, als wären Männer viel deutlicher in der Überzahl.
Wir haben keine Mühen gescheut und in nächtelanger Arbeit Hunderte Stichproben bei den wichtigsten Single-Börsen genommen sowie unzählige Inserate auszählen lassen. Dabei kam ungefähr das Verhältnis 70 Prozent Männer-Profile zu 30 Prozent Frauen-Profilen heraus. Der Unterschied von 5:4 und 7:3 liegt schlicht daran, dass Männer sich gerne nach dem „Viel hilft viel"-Prinzip bei zig Single-Börsen parallel anmelden, während Frauen deutlich bedächtiger vorgehen und sich lieber auf ein oder zwei Portale beschränken.
Der Eindruck, es gäbe einen starken Männerüberschuss, wird allein schon dadurch immens verstärkt, dass so viele unserer Geschlechtsgenossen bei der virtuellen Frauenjagd die E-Mail-Schrotflinte auspacken und auf alles schießen, was bei drei nicht abgemeldet ist. Eine beliebte

Strategie: alle weiblichen Neuanmeldungen des Tages mit einem niveauarmen Standardschreiben beglücken (Klassiker: „Geiles Pic, biste neu hier? Wann treffen wir uns?"). Wenn Sie so vorgehen, werden Sie, mit Brief und Siegel, sicherlich von 99 Prozent der Frauen ignoriert werden. Die eine oder andere Wahllose können Sie aber durchaus rekrutieren. Für den Fall, dass Sie zu den weniger wählerischen Männern gehören, ist dieser Ansatz daher durchaus legitim und aussichtsreich. All jene können das Buch nun beruhigt weglegen oder verschenken…

Der einzige Bereich der virtuellen Welt, in der Männer deutlich dominieren, ist das Sex-Dating. Zu einem zahlenmäßigen Unentschieden zwischen den Geschlechtern wird es hier wohl nie kommen. Aber auch Frauen haben in Sachen „ich organisier mir mal eben online einen Typen zum Weghämmern" in den vergangenen Jahren rasant aufgeholt. So rasant, dass die Zeitschrift *Emma*, immerhin das führende Blatt für Frauenrechte und Emanzipation, 2007 ratlos in die Runde fragte: „In einschlägigen Sexportalen wie Poppen.de präsentieren sich Hausfrauen, Studentinnen und Angestellte manchmal derart geschmacklos, dass die meisten Männer sich schaudernd abwenden. Was ist nur mit den Frauen los?"

Die Antwort ist einfach, liebe *Emma*: Sie tun es, weil sie es können. Denn durch das Internet haben Frauen das erste Mal in der Geschichte der Menschheit die Möglichkeit, sich völlig frei von gesellschaftlichen Zwängen ihrer Sexualität zu widmen. Sie suchen sich einfach einen Mann aus dem Katalog aus, der ihr Interesse weckt und vielleicht ihre Lust. Ohne dass der Arbeitskollege sie in der Kneipe beim Knutschen entdeckt oder die Freundinnen tratschen.

Kleine Warnung vorweg: Der üppige Umgang mit Zurschaustellung ihrer körperlichen Vorzüge und Wünsche sollte nicht zu naiv betrieben werden. Denn vielleicht ist jener Arbeitskollege nicht nur in der Kneipe, sondern auch manchmal online…

Um auf die Frage, ob tendenziell mehr Männer in Single-Börsen unterwegs sind, noch einmal zurückzukommen: Sicher. Aber wen juckt das? „Rein statistisch" sind in unserem Beispiel 1.000 von 10.000 Männern bei Top-Frauen zum Zug gekommen. Die lächerlich einfache Aufgabe bestand also darin, zu den besten zehn Prozent zu gehören.

Sollten Sie sich das nicht zutrauen, dann wären Sie auch in Situationen überfordert, in denen zehn Frauen auf einen Mann kommen. Aber erstens ist dem nicht so, und zweitens gehören Sie längst zu den Top Ten. Außer natürlich jene Jungs, die dieses Buch vorhin weggelegt haben…
Wir haben noch weitere Fakten zu den „statistischen Chancen" bei der Online-Partnersuche recherchiert. Mittlerweile haben sich zahlreiche Institutionen damit beschäftigt, Erkenntnisse über den „Otto Normaldater" zu sammeln. Hier die Zahlen:

Frage 1: Wie oft wird „Otto Normaldater" (OND) in der virtuellen Welt pro Monat angeschrieben?
Bittere 1,2 Mal.
Ihr Ziel: weniger als monatlich zehn spontane Zuschriften von Frauen, die sich von Ihrem Profil angesprochen fühlen, wären *für Sie* bitter.
Eigentlich sind sogar 20 Zuschriften enttäuschend.

Frage 2: Wie viele Dates mit Frauen aus dem Internet hatte OND in seinem Leben?
Die Absahner hatten besonders viele, die anderen besonders wenige. Der Mittelwert von 5,2 täuscht daher: 40 Prozent der OND hatten überhaupt noch keines.
Ihr Ziel: Sie verabreden pro Abend immer zwei Dates im Abstand von ein paar Stunden. Sollte Ihnen die erste Frau gefallen, verabreden Sie sich mit ihr noch mal später (Sie haben schließlich viele Freunde und ein volles Abendprogramm). Klappt es nicht, ist auch alles prima: Sie haben ja noch ein Date. Wie der Abend verläuft, hängt ganz von Ihrer Lust und Laune ab. Auch wie viel Zeit Sie investieren, ist ganz Ihnen überlassen. Allein diese Aura macht Sie schon attraktiv.

Frage 3: Wie hoch ist die Wahrscheinlichkeit, dass beim nächsten Date des OND ein erotisches Abenteuer herausspringt?
Die Chancen stehen bei 32 Prozent. Wobei nicht unterschieden wurde, ob der Sex mit oder ohne „Frühstück" stattfand und in einer zarten neuen Beziehung endete.

Ihr Ziel: Es passiert in mindestens drei von vier Fällen – was es zwingend notwenig macht, Ihre Wohnung tipptopp sauber zu halten.

Frage 4: Wie hoch ist die Wahrscheinlichkeit, dass OND im Internet eine neue Beziehung findet?
Je nachdem, wie man den Begriff auslegt, landen zwischen 25 Prozent und 35 Prozent der Durchschnitts-Dater in einer „Beziehung". Insgesamt haben es in Deutschland rund 3,5 Millionen Männer geschafft, in der virtuellen Welt eine Partnerin für sich zu finden. Dunkel bleibt die Ziffer, wie viele davon dieses Resultat angestrebt hatten und wie viele aus Versehen hineinrutschten.
Ihr Ziel: Sie streben eine Beziehung an? Dann sollten Sie nach einigen Dates mit Frauen in der komfortablen Position sein, dass es Ihre Entscheidung ist, ob und mit wem Sie sich in die traute Zweisamkeit begeben.

Es funktioniert. So oder so. Zwei Fallbeispiele

Sie haben höhere Ansprüche, als monatlich nur eine oder zwei interessante neue Bekanntschaften zu machen. Darum orientieren Sie sich am besten an den Besten, denn von denen können Sie lernen.

Heinz der Scharfschütze

Einer dieser Besten ist Heinz H. Würden Sie ihn treffen, wären Sie vermutlich verwundert, weil Ihnen nichts Besonderes an ihm auffällt. Er ist Anfang 40, Versicherungsvertreter, relativ sportlich und einigermaßen redegewandt. Als es bei seiner Scheidung 2002 um das Sorgerecht für die Tochter ging, sah er sich in Ratgeber-Foren im Internet um und geriet auf diesem Wege in eine kleine Single-Community für Alleinerziehende. Der Slogan dieser Web-Seite („Wir machen aus halben Familien wieder ganze!") sorgt noch heute dafür, dass Männer entweder einen großen Bogen um das Portal machen oder zu der Gruppe gehören, die sich nach einer verständnisvollen, lieben, familienorientierten Partnerin sehnt.
Heinz verhielt sich nicht wie alle. Er machte als einer der wenigen Männer *keinen* Bogen um das „nette" Portal. Und Heinz wollte auch

nicht gleich wieder eine Familie gründen. Heinz wollte spannende Frauen treffen und dann mal weitersehen. Er erkannte seine Chance. Unter all den Mamis mit Kleinkindern auf dem Arm, die sehnsüchtig auf Anfragen von Männern warteten, pickte er sich die schönsten fünf heraus und sandte ihnen folgende Mail: „Hallo, wir schicken Dir einen lieben Gruß.... Ich habe Deine Anzeige gelesen und mich hier angemeldet. Mein Foto müsste heute noch freigeschaltet werden... Wir würden uns freuen, von Dir zu hören. Anna und Heinz"

Auf den ersten Blick wirkt diese Mail trivial, aber sie hat es in sich: Heinz springt zwischen den Ebenen „Ich will dich als Frau" und „Wir wollen dich als Mama". Das sind die beiden Ebenen, auf denen diese Frauen ihre emotionalen Fühler ausgestreckt haben. Er gibt der Angeschriebenen außerdem das Gefühl, etwas Besonderes zu sein. Denn obwohl er vermutlich noch andere Profile gelesen hat, so hört doch jede Frau aus seinen Zeilen genau das raus, was sie am liebsten hört, nämlich: „Er hat sich meinetwegen hier angemeldet (und Geld bezahlt), nur um mich kennen zu lernen." Dass das Foto gerade erst freigeschaltet wird, macht nicht nur neugierig, sondern setzt unterschwellig auch einen Reiz: „Ich habe das Glück, eine der Ersten zu sein, die diesen Prachtkerl zu sehen bekommen. Besser, ich schnappe ihn mir schnell, bevor mir eine andere in die Quere kommt." Und welche Frau und Mutter kann der kleinen Anna, die sehnsüchtig mit ihrem Papa zusammen wartet, eine Antwort verweigern? Von den fünf angeschriebenen Schönheiten konnte es jedenfalls keine.

In der zweiten Mail schlug Heinz stets ein Telefonat vor. Seine simple Begründung: Das anonyme und umständliche Schreiben von Mails liege ihm nicht. Interpretation der Frau: „Heinz ist kein gewohnheitsmäßiger Online-Dater. Er ist kein Aufreißer. Ich kann ihm trauen."

Schon hatte Heinz die virtuelle Welt verlassen und sich auf ein altbewährtes Terrain begeben, das ihm als Versicherungsvertreter, geübt im Umgang mit Menschen, liegt. Nacheinander traf er sich mit allen fünf Frauen. Und die drei, die ihm zusagten, freuten sich über eine kurze aufregende Zeit mit ihm, auch (oder gerade?) wenn er sich bei näherer Betrachtung eher ihrer weiblichen als ihrer mütterlichen Seite annahm.

Ob Heinz es von Anfang an nur auf kurze Affären abgesehen hat oder ob die große Liebe für ihn einfach noch nicht dabei war, sei dahingestellt. Mittlerweile haben sich jedenfalls über 20 Frauen bei der Betreiberin des Single-Portals gemeldet und unter verschiedenen Vorwänden versucht, seinen vollständigen Namen und die Anschrift herauszubekommen. Ein weiteres Dutzend Mütter bat darum, man möge den „Casanova" aus der Kartei streichen. Beides sichere Indizien, dass wir es mit einem Verführungskünstler zu tun haben. Heinz ist weiterhin relativ ungestört in seiner Nische aktiv, verführt und polarisiert.
Wie genau Heinz sich mit den Frauen am Telefon verabredet und erotische Abenteuer eingeleitet hat, ist vielleicht auch eine spannende Geschichte, aber darum geht es hier nicht. Was Sie aus dieser Geschichte mitnehmen sollten, sind die simplen Schritte, die nötig sind, damit die fünf attraktivsten Frauen eines Single-Portals zu Hause sitzen, sehnsüchtig auf Ihren Anruf warten und sich in den schönsten Farben ein Treffen mit Ihnen ausmalen. Noch einmal: Fünf schöne Frauen sind gespannt darauf, mit Ihnen zu sprechen und Sie zu treffen, obwohl sie Sie nicht kennen. Frauen, die Sie sonst nicht getroffen hätten. Ihr Aufwand: weniger als 15 Minuten!

Frank mit Schnellfeuerfunktion

Widmen wir uns kurz einem zweiten Fallbeispiel. Dem von „James93", über den das Magazin *Focus* berichtete. Frank, ein dicklicher Banker, verführte mit seinem Charme zwischen 80 und 100 Frauen in ganz Deutschland. In nur 18 Monaten. Er chattete, riss auf und reiste viel. Sein Liebesleben plante „der Casanova des Internets" sehr genau, traf Frauen zeitweise im Abstand von wenigen Stunden und unterhielt so bis zu zehn Beziehungen gleichzeitig.
Eine seiner Eroberungen war die 50-jährige Sylvia, die ihn, den rund zehn Jahre jüngeren Frank, ebenfalls über eine Online-Single-Börse kennen lernte. Er umwarb sie stürmisch, sie trafen sich, er wollte bald zusammenziehen, heiraten. Was sie nicht wusste: Es war nicht nur sein Job, der ihn derart auf Trab hielt, dass es dazu nicht kam, sondern auch seine rund 80 anderen Internet-Bekanntschaften.

Sie ahnte natürlich nichts, war verliebt, und dieses Glück wollte sie genießen. Aber als sie einem Freund von der neuen Liebe vorschwärmte, wurde der stutzig. Unter welchem Namen habe sie Frank im Chat kennen gelernt? „James93“ – das war doch der Ex-Freund einer Bekannten – und die wusste wenig Gutes über Frank zu berichten.
Die Aufzeichnungen des Online-Casanovas gerieten in die Hand der neugierig gewordenen Sylvia – und geben schockierende Geheimnisse preis: Dutzende von Agenden mit Frauennamen und Einträge wie „I.J.: Hausfrau. Schlampe, gruppensexfixiert“ oder „E.F.: Versicherungskauffrau. Doof, kölsch, geile Figur“. Und neben diesen Angaben stand dezent auch immer wieder der Kürzel „fx“, der Hinweis darauf, ob beim Treffen auch Sex herausgesprungen war.
Trauer und Enttäuschung wandelten sich bei Sylvia in Wut. Sie entschloss sich, ihre unwissenden Genossinnen im ganzen Land über die Machenschaften des virtuellen Casanovas aufzuklären. Akribisch sammelte sie alle Einträge und veröffentlichte diese in einem eigenen Forum, bevor sie die rund 80 Frauen per Mail anschrieb. Schließlich debattieren dort die Eroberten die Vorzüge und Schwächen ihres Ex-Liebhabers. Die meisten waren geschockt, machten sich Vorwürfe über ihre eigene Blindheit. Dazu kamen gesundheitliche Sorgen, denn nicht immer war bei den amourösen Treffen ein Kondom benutzt worden. Doch nicht wenige schwärmten noch immer von Frank.
Und der Online-Casanova? Der war dreist genug, dass er die Macherin des „Frank-Forums“ wegen Diebstahls verklagt. Da hörte der Spaß offensichtlich auf für den Casanova 2.0 mit Schnellfeuerfunktion.
So kann man agieren. Muss man aber nicht. Schließlich bleibt auch die Möglichkeit einer präziser definierten Auswahl. Dabei sind natürlich die persönlichen Präferenzen so unterschiedlich wie die Eisauswahl beim guten Italiener. Aus eigener Erfahrung aber weiß ich, dass ich, egal, wie eng ich meine Grenze ziehe, unmöglich all die unglaublich attraktiven Frauen daten kann, die sich täglich neu in den Foren anmelden oder die mir einfach noch nicht aufgefallen sind. Im Netz warten schließlich Tausende wunderbare Frauen darauf, mich kennen zu lernen. Fehlt nur noch die richtige Strategie, um diesem bedauerlichen Warten ein Ende zu bereiten.

Wie Frauen ticken

Ich war eine Frau. Wochenlang. Zumindest auf 14 verschiedenen Börsen. Zur Feldstudie, um zu sehen, was die breite Männermasse mir zu sagen hat. Mit einem hübschen Foto, das mir eine Freundin für meine Forschungsmission überlassen hatte. Mein Profil durfte lieblos sein, da der Marktvorteil klar auf meiner (weiblichen) Seite lag. Das Ergebnis war überwältigend: knapp 100 Antworten in den ersten vier Stunden. Nur bei einem einzigen Portal. Gut und gerne 90 Prozent meiner Verehrer setzten dabei immer wieder auf die schnörkellose Art der Verführung:

- „Hallo Süße, wie geht's dir."
- „Mir gefällt dein Profil. Greeetz, Joe ☺"
- „Hallo Kleine. Ich bin morgen bis Sonntag in der Stadt. Wir können uns gerne treffen."

Nicht selten war auch die Vorwegnahme des sexuellen Erstkontaktes, gleich mit der direkten Aufforderung zu verschiedenen Spielarten – und mit detaillierten Beschreibungen der anatomischen Merkmale dabei. Virtuell ist die Schmerzgrenze nach oben offen. Das Angebot an Männern im Web ist groß und eindeutig. Es kann Frauen unmöglich Spaß machen, sich so viele Plumpheiten durchlesen – oder zumindest überfliegen – zu müssen.

Glückwunsch! Genau das ist Ihr Vorteil. Die gute Nachricht: Viele Ihrer Mitbewerber machen so ziemlich alles falsch, was man in der virtuellen Welt falsch machen kann. Ihre tausendfach kopierte Anmache spiegelt vor allem eines wider: völlige Anspruchslosigkeit. Und das hauptsächlich gegenüber sich selbst. „Schrecklich sind die Anspruchslosen. Die nichts fordern, gewähren auch nichts." wusste schon der deutsche Schriftsteller Peter Hille. Das eigentliche Problem daran: Die Anspruchslosigkeit wirkt in jedem Fall bedürftig. Und Bedürftigkeit ist nun mal der Flirtkiller Nummer eins – egal, ob online oder offline. Es gibt einen entscheidenden Unterschied zwischen Partnersuche und *dringend notwendiger* Partnersuche. Zwischen flirten und betteln. Zwischen bieten und bitten. Und den sollten Sie genau kennen. Je größer die Verzweiflung, desto geringer die Ansprüche und desto niedriger der eigene Marktwert. „Suche Notlösung zum Notlösen." Sehr unsexy.

Für Sie ist die Situation eine völlig andere: Sie sind überhaupt nicht auf der Suche, schließlich haben Sie ein aufregendes und erfülltes Leben und können sich vor weiblichen Avancen kaum retten.
Stellen Sie sich das Leben des perfekten Online-Verführers in etwa so vor: Sie betreten den größten Club der Welt. Es gibt nicht zehn oder 100 umwerfender Schönheiten, sondern Hunderttausende. Als wer oder was betreten Sie den Club? Ganz klar, als der Manager des Clubs. Nebenbei können Sie perfekt tanzen. Sie sind der DJ und der Türsteher. Sie haben den besten Tisch mit Champagner und den Erdbeeren zu bieten. Nirgendwo sind so viele attraktive, schöne, smarte Frauen wie im Internet. Die Auswahl ist nahezu unbegrenzt. Und jeden Tag kommen neue Frauen hinzu. Mehr, als Sie jemals treffen können. Willkommen im Schlaraffenland!
Die zweite gute Nachricht lautet: Die Strategien und Techniken in diesem Buch funktionieren unabhängig von Ihrem Aussehen, Ihrem Einkommen, Ihrer Herkunft oder Ihren Vorlieben. Das glauben Sie nicht? Sehen Sie sich doch einfach mal um. Oft haben die attraktivsten Frauen eher durchschnittlich bis weniger attraktive Begleiter. Und das nicht, weil diese Männer besonders reich sind, den höchsten Bildungsgrad haben, hosemäßig vorne liegen und schon gar nicht, weil sie das dickste Auto fahren. Nein, diese Männer haben ganz einfach die richtige Einstellung.
Das Selbstverständnis eines Verführers: Er ist niemals verzweifelt auf der Suche. Er hat es überhaupt nicht nötig. Er ist anders. Er ist einzigartig. Er ist unabhängig. Er ist erfolgreich. Er genießt sein Leben. Doch das Wichtigste: Er ist derjenige, der auswählt. Und es gibt nur sehr wenige Frauen, die seinen hohen Ansprüchen überhaupt genügen. Das ist die dominant-männliche Haltung, mit der Sie das Interesse und die Neugier der Frauen wecken können. Und das ist die richtige Haltung, mit der aus jedem Mann ein erfolgreicher Verführer werden kann – egal, ob beim Online-Flirt oder in all den Bar und Clubs dieser Welt.
Der perfekte Verführer hat aber vor allem eine bestechende Eigenschaft: Er versteht die Frauen. Er kennt ihre Bedürfnisse. Er hat eine genaue Vorstellung davon, welchen Typ Mann sich Frauen wünschen und wen sie attraktiv finden. Das ist das ganze Geheimnis des perfekten Flirts.

Was also macht uns Männer attraktiv – aus Sicht der Frau? Zugegeben, es gibt sehr wenige empirische Untersuchungen, die Männlichkeit behandeln. Da sich die Geschlechtersoziologie hauptsächlich mit Frauen befasst, bleibt der Mann als Referenzkategorie, als Konterpart der Weiblichkeit, als der sexuell deviante und gesellschaftlich dominante, gegen den die Gleichberechtigung der Frauen eingefordert werden muss.

Und doch wurde die Attraktivität des Mannes wissenschaftlich untersucht. Im Jahr 2006 fragte der Lehrstuhl der Katholischen Universität Eichstätt für Soziologie und empirische Sozialforschung eine repräsentative Anzahl relevanter, deutscher Staatsbürger, welche Merkmale Männer als besonders attraktiv auszeichnen – aus Sicht der Frau.

Die Forscher kamen zu folgendem Ergebnis: Das mit Abstand wichtigste Attraktivitätsmerkmal eines Mannes ist, wie stark er sich für die Partnerin (und Familie) engagiert. Erst dann folgt die körperliche Attraktivität. Das Schlusslicht bilden seine Versorgerqualitäten in Bezug auf Geld, Job, Karriere.

Diese drei Bereiche, also Partnerorientierung, körperliche Attribute und Versorgungskompetenz wurden wiederum näher beleuchtet:

In der Partnerorientierung ist das mit Abstand wichtigste Attraktivitätsmerkmal eines Mannes, dass er Humor besitzt.

Als körperlich attraktiv gelten Männer, die sportlich aktiv sind, während die Chancen der muskulösen Männer bei 50:50 stehen und sportlich völlig aus der Form Geratenen sehr geringe Chancen eingeräumt werden.

Die Angaben zur Versorgungskompetenz lassen folgende Schlüsse zu: Die Hälfte der Interviewten ist zwar der Ansicht, dass Männer besonders gut bei Frauen ankommen, wenn sie nicht arbeitslos sind, einen Universitätsabschluss haben und viel verdienen. „Sehr wichtig“ sind diese Attribute allerdings nicht – behaupten immerhin fünf von sechs der Befragten. Teure Geschenke finden nur etwas mehr als ein Drittel der Interviewten reizvoll. Noch weniger wichtig ist Luxus, wie z. B. ein teures Auto: Nur für ein Viertel der Befragten wäre das ein entscheidendes Kriterium bei der Partnerwahl.

Engagement ist also das Attraktivitätsmerkmal Nummer eins. Das allein ist aber noch kein Grund zum Jubeln. Denn damit beginnt für Sie die

Arbeit, und die wiederum beginnt – vermutlich – mit der Veränderung Ihrer inneren Einstellung. Lassen Sie sich von Ihrem wichtigsten Sexualorgan leiten: Ihrem Gehirn. Werden Sie aktiv. Machen Sie sich für Frauen attraktiv. Wie das geht? Genau das will ich Ihnen zeigen. Seien Sie bereit dazuzulernen. Ansonsten legen Sie dieses Buch beiseite. Sie verschwenden nur Ihre Zeit.

Oder Sie stellen sich jetzt darauf ein, dass sich Ihr Leben in Kürze dramatisch verändert. Werden Sie ein erfolgreicher Verführer. Steigern Sie Ihr Selbstbewusstsein. Ermöglichen Sie sich ein rundum erfülltes Sexualleben – und werden somit ein noch erfolgreicherer Verführer, glücklicher Partner oder stolzer Ehemann.

Online-Verführung ist ein umfassendes Konzept, und dieses Buch ist die Bauanleitung für Ihren Erfolg. Es ist nicht nur für Männer geschrieben, die Frauen kennen lernen und erobern wollen. Es ist für all jene geschrieben, die besser und effizienter kommunizieren möchten. Es ist aber auch ein sehr wirkungsvolles Instrument, um die Aufmerksamkeit von Frauen auf sich zu lenken.

Das heißt, Sie können die Informationen dieses Buches nicht einfach nur konsumieren. Sie müssen die Strategien und Techniken auch wirklich ausprobieren. Sie müssen an Ihrer Einstellung arbeiten. Sie müssen sich an der dominanten Haltung erfolgreicher Männer orientieren. Sie müssen das Prinzip der Verführung verinnerlichen. Nur so können Sie die Aufmerksamkeit einer Frau erst auf Ihr Profil lenken und dann auch offline das Interesse und die Neugier einer Frau wecken.

Zu Beginn werden Sie vielleicht nur einen neuen Impuls verspüren. Doch das ist erst der Anfang. Wichtig ist, dass dieser Impuls in seiner Konsequenz eine Reihe von neuen Denk- und Verhaltensweisen anschiebt und Ihr verändertes Denken und Handeln schließlich das Kommando übernehmen, wenn Sie in Zukunft mit Frauen kommunizieren. Üben Sie. Orientieren Sie sich an den grundlegenden Ideen, die ich Ihnen hier vorstelle, aber mischen Sie einzelne Strategien und Methoden mit Elementen Ihrer Persönlichkeit. Entwickeln Sie eigene Techniken und Strategien, die Sie mit der Zeit immer weiter modifizieren und optimieren. Denn es gibt weder nur eine noch eine letzte Chance, sondern immer wieder

Tausende. Online-Dating ist ein Lernprozess – den Sie allerdings entschieden abkürzen können, wenn Sie sich an dieses Buch halten.
Eines ist dabei allerdings wichtig: Sie dürfen unsere Beispieltexte nicht kopieren – sie würden ihre Wirkung sofort verlieren. Wenn Tausende Männer mit identischen Profilen und Nachrichten auf Online-Börsen auftauchen, disqualifizieren diese sich von selbst. Bleiben Sie einzigartig. Reihen Sie sich nirgends ein. Haben Sie die Konzepte hinter den Texten in diesem Buch erst verstanden, generieren Sie mit Leichtigkeit gleichwertige Formulierungen. Und sogar bessere: nämlich solche, die Ihre Bedürfnisse und Ihre Persönlichkeit adaptieren und exakt auf Sie und Ihre Wünsche abgestimmt sind. Abgestimmt aber vor allem auf die geheimen Wünsche Ihrer Traumfrau.

Zweites Kapitel

Flirten im Internet

Einen besseren Zeitpunkt konnten Sie nicht erwischen

Es wurde nicht dafür gemacht, aber es ist wie dafür gemacht: Seit es das Internet gibt, wird darin geflirtet. Zugegebenermaßen verlief der Flirt in den Gründerjahren des Internets noch etwas schleppend. Die männlichen „Pioniere" in Sachen Online-Partnersuche mussten es in den 90ern schon als großen Fortschritt verbuchen, wenn ihnen in irgendeinem Programmierer-Forum überhaupt mal ein weibliches Wesen über den Weg lief. Und das entpuppte sich in neun von zehn Fällen dann auch noch als „lustiger Spaß", den sich ein anderer Programmierer erlaubt hatte (den *einen* Fall darf man sich wahlweise als besonders clevere Prostituierte vorstellen. Oder als eine echte Frau, die aussieht wie ein besonders cleverer Programmierer…).

Eine noch größere Portion Pioniergeist als die anderen Hacker, die seinerzeit im vergleichsweise beschaulichen Internet unterwegs waren, bewies der US-Computerspezialist Gary Kremen. Er saß 1994 direkt an der Quelle, als die ersten WWW-Adressen vergeben wurden: Er schnappte sich u. a. Sex.com, Jobs.com und Match.com. Heute wohnt Kremen in einer großzügigen Villa in Kalifornien und arbeitet nur noch, weil es ihm Freude bereitet – Match.com ist die wohl bekannteste Dating-Seite der Welt mit täglich über 60.000 neu angemeldeten Singles.

Unsere „Online-Dating-Pioniere" hätten natürlich an allen anderen Plätzen der damaligen Welt außerhalb des Internets deutlich bessere Flirtchancen gehabt. Wir wollen auch gar nicht wissen, warum sie für ihre albernen Flirtversuche trotzdem das Internet vorgezogen haben. Formulieren wir es positiv: „Sie waren einfach ihrer Zeit voraus."

Wir können uns von den Online-Dating-Urvätern in puncto „Erfolgreich flirten" garantiert nichts abgucken. Aber wir dürfen ihnen einen Dank sagen für die technischen Grundsteine, mit denen es heute für alle, die eine Maus bedienen können, kinderleicht ist, ein Dating-Portal einzusetzen. Und wir dürfen froh sein, dass wir nun in der Blütezeit des Internet-Flirts leben und nichts mehr mit den frustrierenden Anfängen zu tun haben, als die Techies das Web regierten.

Erstmals hätten Sie zwischen 1998 und 2000 erfolgreich im Internet auf die Jagd gehen können. Unter Teens und Twens galt es plötzlich als supercool, stundenlang im Chat herumzuhängen. Beim Chat brauchte man sich nur schnell auf einer der hippen Web-Seiten einzuloggen und einen „Room“ zu wählen – gerne mit Namen wie „Dortmund“, „Lover’s Lounge“, „Kombüse“ oder „Dark Secret“. Schon flimmerte das getippte Gespräch aller Raumbesucher über den Bildschirm. Zu Spitzenzeiten verzeichneten die aus New-Economy-Millionen finanzierten Portale mehrere 100.000 Chatter – gleichzeitig.

Wie man in der virtuellen Welt kommuniziert und flirtet

Der Chat ist eine sehr reduzierte Form der Kommunikation: Die Teilnehmer erfahren über einander wenig – außer den Namen, den sie sich geben, und diversen Einzeilern, die sie willens sind preiszugeben. Implizit kommuniziert man vielleicht noch dadurch, dass man sich ein bestimmtes Portal ausgesucht hat, durch den gewählten Chatroom oder die Tageszeit und Geschwindigkeit, mit der man antwortet.

Im Gegensatz zur komplexen wirklichen Welt, in der es viele Ansätze für aussichtsreiche Flirtstrategien gibt – und deshalb auch viele Situationen und viele Verhaltensweisen, die zum Repertoire eines geübten Verführers gehören sollten –, ist die Welt des Chats einfach gestrickt und verlangt von Ihnen lediglich geistige Fähigkeiten. Ihr Aussehen, Ihre Körpersprache und ähnliche Dinge spielen in den frühen Phasen des Kennenlernens eine untergeordnete Rolle.

Allerdings sind Chats nicht für Leute geeignet, die nebenbei stressfrei und unkompliziert Verabredungen über das Internet organisieren möchten, ohne sich lange in eine Subkultur einzuarbeiten. Reine Chat-Seiten sind mittlerweile in der Bedeutungslosigkeit verschwunden, da sie einfach nicht massenkompatibel sind.

Glück für Sie, dass Sie sich mit dem Thema „Chatten in Reinform“ nicht mehr zu beschäftigen brauchen und stattdessen gleich bei den komfortableren Formen des Internet-Flirts einsteigen. Noch mehr Glück haben Sie, dass die ersten Mädchen, die 1998 wie wild gechattet haben, heute –

rund zehn Jahre später – im richtigen Online-Dating-Alter angekommen sind und sich nun völlig locker und frei von Berührungsängsten in der virtuellen Flirt-Welt bewegen (die jüngeren sowieso). Es ist also für Sie angerichtet!
Die führenden modernen Online-Dating-Portale befanden sich damals, als die Chats abtraten, schon in Lauerstellung und legten im neuen Jahrtausend einen Durchmarsch hin wie ihn das Internet an kaum einer anderen Stelle erlebt hat: Allein in Deutschland wurden seit dem Jahr 2000 über 40 Millionen Registrierungen bei Single-Portalen und Online-Treffpunkten für erotische Kontakte verzeichnet. Hinzu kommen noch einmal 20 Millionen Anmeldungen bei Communities für Studenten, Business-Kontakte, Freundeskreise und ähnliche Angebote, auf denen es sich einfach und erfolgreich flirten lässt.
Der beispiellose Erfolg der schillernden Online-Dating-Welt ist auf eine einzige, aber geniale Idee zurückzuführen: Anders als bei der klassischen Kontaktanzeige, wie wir sie aus der Zeitung kennen, ist die Trennung der Rollen „Inserieren“ und „Antworten“ aufgehoben: Jeder, der im Internet auf eine Kontaktanzeige antworten möchte, muss sich erst selbst eintragen und ein eigenes Inserat anlegen. Was im ersten Augenblick nach lästigem Zwang klingt, hat tatsächlich große Vorteile:

1. Wenn Sie im Internet eine Frau kontaktieren, reichen im Gegensatz zur klassischen Kontaktanzeige einige wohlüberlegte Sätze. Die Angeschriebenen besuchen nämlich einfach Ihr Profil und haben alle Infos, die Sie ihnen geben möchten.

2. Sie sind immer in einer Doppelfunktion: Zum einen haben Sie die Möglichkeit, aktiv zu *suchen,* und können andererseits gleichzeitig jederzeit *gefunden* werden. Bei vielen Single-Börsen oder Kommunikationsplattformen können Sie sehen, wer (welche Frauen) Ihr Profil besucht hat bzw. haben. Einer der willkommensten Ansatzpunkte, um charmant nachzuhaken!

3. Frauen verlassen ihre Deckung. Sie können sich nicht mehr darauf beschränken, interessante Kontaktanzeigen zu beantworten, sondern werden für Sie sicht- und kontaktierbar. Viele haben sich schon daran gewöhnt und mögen diese neue Position. Es ist ja auch angenehm fürs Ego, viele Anfragen zu bekommen und wahrgenommen zu werden. Mitunter auch für das weibliche.

Damit Sie beim Flirten in der virtuellen Welt die besten Frauen von sich überzeugen können, kommen Sie um ein gelungenes Profil nicht herum. Es ist ein sehr wichtiger Baustein, um Ihre Botschaften an das Unterbewusstsein der Frauen zu übermitteln. Kümmern Sie sich aber erst darum, sobald Sie sich entschlossen haben, länger in einem Dating-Portal zu verweilen. Solange Sie sich nur einen schnellen Überblick über die Seite XY verschaffen möchten, um z. B. herauszufinden, wie viele interessante Frauen im Umkreis von 50 Kilometern auf Sie warten, reicht es völlig, mit einem 20-Sekunden-Profil ausgestattet auf Erkundungstour zu gehen.
Wenn Sie eine Single-Börse mit vielen tollen Frauen entdecken – und Sie werden eine Single-Börse mit vielen tollen Frauen entdecken –, dann melden Sie sich dort an. Wenn dann eine zufällig vorbeisurfende Frau einen tollen Mann wie Sie entdeckt, meldet sie sich auch an. Der nächste Mann sieht also noch mehr tolle Frauen und meldet sich erst recht an. Und so weiter. Das ist ein wunderbarer Effekt.
Der Boom der Online-Dating-Szene ist ein klassisches Selbstläufer-Phänomen. Die Aufwärtsspirale kam in Schwung und war nicht mehr aufzuhalten. Außer man hätte die Portale abgeschaltet, oder die Regierung hätte sich eingeschaltet (wie in Japan). Dass die kritische Masse der Mitglieder, bei der sich ebendieser Kreislauf in Gang setzt, erreicht wurde, geht zu einem großen Teil auch auf die Medien zurück: Kaum eine Fernsehsendung oder Zeitschrift ließ sich in den letzten Jahren ein Titelthema wie „Liebe auf Klick“ oder „Online zum großen Glück“ entgehen. Einige Journalisten berichteten nicht nur über das Thema, sondern gerieten selbst in die Online-Dating-Spirale: Ich kenne mehrere Redaktionen von Frauenmagazinen, die die Moorhühner in der Mittagspause geschont und dafür gegen die Männerjagd eingetauscht haben.

Um die Nachfrage nach täglich vielen spannenden, neuen Gesichtern zu decken, stecken die großen Online-Dating-Portale zusätzlich zur öffentlichen Berichterstattung mehrstellige Millionenbeträge in TV-Werbung und betreiben ihr Business auf demselben hohen Niveau wie viele andere Bereich der Unterhaltungsindustrie (Kino, TV, Computerspiele usw.). Einige sind bereits börsennotiert, die meisten haben große Teams, um neue Mitgliederfotos und -texte von Hand zu überprüfen und Fakes auszusortieren. Um die Qualität dieser Portale brauchen Sie sich keine Sorgen zu machen, einige davon sind sogar TÜV-geprüft (was immer das heißen mag). Und dass man Ihre E-Mail-Adresse weiterverkauft, ist auch schon länger kein Thema mehr. Denn das Flirt-Portal von heute hat seine Kinderkrankheiten auskuriert und lässt in seiner aktuellen Erscheinung kaum Wünsche offen. Es ist so ausgereift, dass die einzige technische Meisterleistung, die Sie vollbringen dürfen, darin besteht, Ihre Fotos aus der Digitalkamera oder einem Speichermedium in den PC und dann weiter in Ihr Online-Profil zu befördern. Ein paar Millionen Deutsche haben Ihnen das schon vorgemacht. Sie können das auch. Nur mit viel besseren Erfolgsaussichten.

Ich hoffe, die Nachricht ist angekommen: Es lohnt sich, das Flirten im Internet auszuprobieren: Es ist unkompliziert, zwanglos und eine Möglichkeit, viele tolle Frauen kennen zu lernen, die Sie sich nicht entgehen lassen sollten.

Ich habe Ihnen erläutert, warum Sie Glück haben, dass Sie jetzt (und nicht zu *früh*) einsteigen: Sie müssen sich nicht mehr mit technischen Hürden, unausgereiften Portalen und unterirdischen Frauenquoten herumschlagen.

Jetzt schulde ich Ihnen noch die Gründe, warum es auf gar keinen Fall zu *spät* für Sie ist, mit dem Flirten im Internet anzufangen. Im Wesentlichen ist es ein einziger – und er wird Ihnen sofort einleuchten: Die meisten Ihrer männlichen Mitstreiter bringen Sie nach vorn. Indem sich die meisten ins virtuelle Aus schießen.

Es mag einfach sein, irgendein Foto hochzuladen, aber für die meisten ist es so schwierig, ein gutes zu finden, dass sie schon in der Vorrunde des Flirt-Turniers ausscheiden: Einige Single-Börsen berichten, dass Männer

mit Bild im Profil weniger Zuschriften bekommen als diejenigen ohne Bild! In der überwiegenden Mehrzahl der männlichen Profile werden Sie schlimme Rechtschreibfehler finden. Sie werden außerdem, sollten Sie sich aus Marktforschungsgründen auf den Profilen der Männer umsehen, viele „leidenschaftliche Fußballspieler und Biertrinker“ finden sowie Mottos à la „Ficken? Dann klicken!“ entdecken.
Der Mehrheit der Männer gelingt es weder im Alltag noch in einer Bar, eine Frau anzusprechen, eine Gesprächssituation zu kontrollieren und somit erfolgreich aufzureißen. Obwohl sie das seit ihrer Jugend mehr oder weniger intensiv ausprobiert haben. Warum sollten Männer diese Fähigkeiten plötzlich in einem für sie recht neuen Medium beherrschen, das auch noch in hohem Maße voraussetzt, die Instinkte und das Unterbewusstsein der Frau richtig zu bedienen – und zwar ganz ohne physische Präsenz und Posen, sondern rein virtuell?
Hinzu kommt, dass die Online-Dating-Technik viel schneller erwachsen geworden ist als die Menschen, die sie nutzen. Die meisten werden noch ein paar Jahre brauchen, um sich in dem neuen Flirt-Umfeld sicher zu bewegen. Andere lernen es nie.

Die Vor- und Nachteile des Online-Datings

Die Partnersuche im Internet hat in Deutschland gerade ihren zehnten Geburtstag gefeiert. Wo anfangs die bereits erwähnten 90 Prozent aller Profile von Programmierern stammten, ist Online-Dating heute das Normalste der Welt. Jeden Monat sind rund zehn Millionen Menschen im Dating-Web eingeloggt. Frauen im gleichen Maße wie Männer. Für jeden Geschmack ist etwas dabei. Otto Normalverbraucher wie Promis. So hängt beispielsweise die halbe Handball-Weltmeister-Mannschaft im StudiVZ herum – vermutlich nicht, um Urlaubsfotos auszutauschen.
Um Frauen kennen zu lernen, warten viele Männer auf das Wochenende. Mutige sprechen zwischendurch eine attraktive Zufallsbekanntschaft im Supermarkt an. Das war gestern. Beim Online-Dating gibt es weit weniger Wartephasen und dafür mehr Gelegenheiten. Single-Börsen haben immer geöffnet. 24 Stunden am Tag, 365 Tage im Jahr. Sogar Weihnachten (und

gerade Weihnachten!). Wie eine große Diskothek, die gleich bei Ihnen um die Ecke ist, immer geöffnet hat und bis unter die Decke voll gestopft ist mit schönen und interessanten Single-Frauen.
Anders als für die Disko brauchen Sie sich für die Partnersuche im Internet nicht in Schale zu werfen. Frisch auszusehen, sich zu rasieren, aus dem Haus zu gehen und gut drauf zu sein – das machen Sie alles erst dann, wenn Sie eine konkrete Verabredung haben.
Mit ein bisschen Übung werden Sie allerdings immer weniger Gelegenheiten für Stoppelbacke im Käsefischli-Outfit finden: Der Punkt wird kommen, an dem Sie kaum Zeit vor der Kiste als sehr viel mehr in der Kiste verbringen. Mit Ihren Dates.
Stellen Sie sich einen Freitagabend in Ihrer Lieblingsbar vor: Sicher begegnen Ihnen einige interessante Frauen. Aber welche ist eigentlich Single und welche in festen Händen? Bei den Damen, die Sie online kennen lernen, ist ziemlich sicher, dass es sich um Singles handelt oder noch besser: „Singles auf der Suche" und im Zweifelsfall kein Single und trotzdem auf der Suche. Denn es interessiert uns an dieser Stelle auch überhaupt nicht, ob die Frau wirklich ohne festen Partner lebt oder sich eben nur als Single ausgibt.
Bleiben wir bei der Bar-Situation: Sie sprechen Ihre Favoritin des Abends an. Nach kurzer Zeit wickelt sich die Dame eine Locke um den Zeigefinger – ein hinlänglich bekanntes Zeichen für den Wunsch nach hormonell begründeter Aufmerksamkeit. Wäre da nicht die beste Freundin dabei, die sie natürlich nicht alleine lassen kann. Oder der Kollege, der garantiert herumerzählen wird, sie sei eine Schlampe. Oder, oder, oder…
Online-Dating hat die Welt von diesen gesellschaftlichen Zwängen befreit! Viele, die Ihnen bei der Internet-Partnersuche begegnen werden, haben begriffen, dass sie sich erstmalig in der Geschichte der Menschheit völlig frei von gesellschaftlichen Moralvorstellungen und Reaktionen ausleben können. Und sowohl Männer als auch Frauen als auch Sie machen von dieser Gelegenheit reichlich Gebrauch. So reichlich, dass wiederum *Emma*, das politische Magazin von Frauen, ihre Geschlechtsgenossinnen leicht zerknittert fragt: „Müsst Ihr Euch denn alle gleich ausziehen im Internet?" Muss niemand. Darf jeder. Sollten die wenigsten. Immerhin wird keiner zum Gucken gezwungen. Fenster schließen, fertig.

Die neue Freiheit im Netz beinhaltet auch, dass es jeder selbst in der Hand hat, wie lange und wieweit er anonym bleiben möchte. Sei es im Profil, mit Daten, veröffentlichten Wünschen, dem eigenen Foto – oder per Mail-Kontakt an einen ausgewählten Flirtpartner. Es liegt allein an Ihnen, wem Sie wann Ihre (zweite!) E-Mail-Adresse oder (zweite!) Handy-Nummer verraten.
Zunächst aber noch mal in die Bar: Sie sehen eine Handvoll attraktiver Frauen. Aber was ist mit den all den anderen, die fünf Minuten vor Ihrem Eintreffen gegangen sind, mit denen, die bei Elke Geburtstag feiern oder einen Fernsehabend mit ihren besten Freundinnen machen. Oder die, die überhaupt nicht gerne ausgehen, trotzdem aber von Mr. Big träumen? Die sind natürlich auch nicht alle bei Single-Börsen registriert, aber die Auswahl ist dort doch um ein Vielfaches größer als in Ihrer kleinen Bar.
Echte Verführer haben kein Beuteschema. Sie suchen die Vielfalt, die Abwechslung, das Neue. Es ist ein bisschen wie das Abrunden Ihrer Panini-Fußballalben-Sammlung. Ihnen fehlt immer noch Lehmann, der nicht leicht zu finden ist. Vielleicht werden Sie ja am übernächsten Sonntag auf dem Trödelmarkt in Castrop-Rauxel fündig. Bei drei Grad Minus und Schneetreiben. Das macht echten Liebhabern großen Spaß. Ich wünsche viel Erfolg. Praktischer wäre natürlich die Google-Suche oder ein Ausflug zu Ebay.
Auf die gleiche Weise hat das Internet die Partnersuche revolutioniert. Es schafft einen großen, transparenten Single-Marktplatz, den Sie effizient nach den besten Angeboten durchsuchen können und der Ihnen schnelle Erstkontakte ermöglicht. Ich habe diese eckige Formulierung bewusst gewählt, um Ihnen die drei großen Schwierigkeiten des Online-Datings zu veranschaulichen. Glücklicherweise wird es Ihnen innerhalb kürzester Zeit mit Leichtigkeit gelingen, zweieinhalb dieser widrigen Umstände aus der Welt zu schaffen.

1. Die Konkurrenz ist rein zahlenmäßig riesengroß. Es sind natürlich nicht nur Millionen Single-Frauen online, sondern auch Millionen Single-Männer.

2. Frauen finden es nicht besonders romantisch, Männer im Internet kennen zu lernen. Sie träumen nicht davon, als Ergebnis eines Algorithmus vor den Altar zu treten. Sie sind aber realistisch genug, sich bei der Anmeldung bei einer Single-Börse de facto mit dem Anhalter-Daumen an die Prinzenstraße zu stellen. An dieser Stelle machen die meisten Jungs im aufgemotzten Mittelklassewagen eine Vollbremsung – wir bringen unsere weißen Rösser samt Kutsche erst ein paar Meter später zum Halten.
Die Schwierigkeiten 1 und 2 hebeln Sie mit diesem Buch ganz einfach aus. Ich gebe Ihnen ein effizientes Instrument der Verführung an die Hand: die Sprache. Damit verschaffen Sie sich einen Vorsprung, mit dem Sie so gut wie alle Ihrer männlichen Mitstreiter weit hinter sich lassen.

Zum Glück verhält sich nämlich der Durchschnittsmann beim Thema Online-Flirt wie beim Verkauf seines Golf GTI auf AutoScout24 oder Mobile.de: Ein paar tolle Fotos und eine kurze Produktbeschreibung müssen reichen, Alter.
Aus Frauensicht leider „Thema verfehlt", denn so erobert man weder Herz noch Verstand! Denn Ihre zukünftige Romanze reagiert weniger auf Fakten als auf unterschwellige Botschaften, die Sie in raffinierten Texten verstecken können. Ihr Vorteil ist, dass sich erfolgreiche Kommunikation im Internet relativ leicht erlernen lässt, weil es auf die Sprache reduziert ist.
Da Online-Dating noch neu ist, gibt es abgesehen von einigen Naturtalenten und den wenigen, die wirklich über ihren Stil nachgedacht haben, kaum Männer, die es schaffen, sich online und damit in erster Linie über die Sprache zum interessanten Date zu pimpen. Das ist nahezu paradox: Denn alle unsere Versuche zeigen, dass es wirklich unfassbar leicht ist, diese Fähigkeit zu erlernen! Wie man erfolgreich in der virtuellen Welt kommuniziert, werden Sie im gleichnamigen Kapitel erfahren und mit Leichtigkeit verinnerlichen.
Es gibt da aber noch einen weiteren Punkt: Übers Internet kann man nicht herausfinden, ob man sich riechen kann bzw. die Chemie stimmt.
Eine nicht ganz billige Alternative wäre es, wenn Sie vor Ihrem ersten Date Ihre „Chemie" und die Ihrer Flirt-Partnerin checken lassen. Das Schweizer

Unternehmen Genepartner.com bietet diesen Service. Sie tupfen bequem im Wohnzimmer mit einem Bürstchen in Ihrer Mundschleimhaut herum, senden Ihr Erbgut ein und erhalten dann das Ergebnis, ob die Chemie stimmt: Das Matching-System des visionären Unternehmens gleicht per Gentest nicht nur ab, ob Sie sich gegenseitig riechen können, sondern auch, mit welchem Erbmaterial Sie gemeinsame Kinder auszustatten fähig sind. Für 199 Dollar (einmalig) entscheidet dann Ihr Haupthistokompatibilitäts-Komplex (MHC), ob Sie sich leiden können oder nicht. Diverse Kaffees und gegenseitiges Beschnuppern können Sie sich somit sparen.
Alle anderen müssen diese bittere Pille schlucken: Sie werden nicht verhindern können, dass bei ihren Treffen einige Nieten dabei sein werden. Gehen Sie davon aus, dass in der ersten Phase eines von drei Dates super, eines mittelmäßig und eines ein Reinfall wird. Als erfahrener Online-Dater können Sie auch Nein sagen und nehmen es genauso gelassen hin, wenn Ihre Chemie dem Date nicht schmeckt. Nur die Wahllosen und Unbelehrbaren sagen immer Ja.
Übrigens: Auch viele Frauen, deren erstes Internet-Date sich nach acht Monaten Chat schließlich als Reinfall entpuppte, möchten heutzutage zügig aus der virtuellen Welt in die echte übergehen. Sie werden also kaum noch auf Exemplare treffen, bei denen unter 5.000 Mails gar nichts geht. Und falls doch: Auf die Maus und weggeklickt!

Wo kann man im Internet Frauen kennen lernen?

Wer die Frau fürs Leben sucht, wird im Swinger-Portal sein Glück nicht finden. Eher bei professionellen Partnervermittlungen. Hier geht die Suche nach dem schnellen Sex wiederum erst ins Geld und dann ins Auge.
Die Mehrheit der Online-Dater sucht bunt vergnügt von allem etwas. Vielleicht einen unverbindlichen One-Night-Stand, eine Liaison, eine feste Freundin oder die Frau für Hochzeit und Familienplanung. Für Spaß zu zweit, für Sex, für Gemeinsamkeit, für Lebensentwürfe mit Partneranteil; eben für alles, wofür es als Single keinen brauchbaren Ersatz gibt. Hier setzen wir an. Es stehen uns 2500 deutschsprachige Single-Börsen, Partnervermittlungen und Seitensprung-Agenturen zur Verfügung. Ein

ganzes Team hat sich für dieses Buch durch die Börsen geflirtet. Dabei war uns von vorneherein klar: Je weniger Spaßvögel und Fakes auftauchen, desto teurer ist die Registrierung bzw. Mitgliedschaft oder Premium-Mitgliedschaft. Das heißt aber nicht, dass man bei den günstigeren Anbietern sein Glück nicht versuchen soll oder finden kann. Teure Partnervermittlungen mit Monatsbeiträgen ab 100 oder 200 Euro können Fakes nahezu ausschließen. Aber auch Leichtigkeit und unverkrampfte Flirts.

Wo also kann man im Internet Frauen kennen lernen? Gegenfrage: Wo kann man im Internet keine Frauen kennen lernen?

Der wahre Verführungskünstler nutzt die Welt als seine Bühne. Für ihn als erfahrenen Flirt-Profi besteht das gesamte Leben aus einer Reihe von Möglichkeiten und Situationen, in denen er jederzeit aufregende Frauen entdeckt und um den kleinen Finger wickelt, um ihnen näherzukommen. Völlig egal, ob morgens, mittags oder abends, in einer Bar, auf der Straße, im Supermarkt oder eben in Single-Portalen, Foren oder im Chat. Er ist bereit für ein aufregendes Erlebnis, das sich jederzeit und überall ergeben könnte.

In den vergangenen zehn Jahren war der Siegeszug des Internets durch nichts aufzuhalten. Für jeden erdenklichen Lebensbereich ist auf wundersame Weise in kürzester Zeit eine virtuelle Parallelwelt herangewachsen. Versuchen Sie, sich irgendeine alltägliche Sache oder Tätigkeit vorzustellen, über die Sie *nichts* im Internet erfahren können. Sie werden keine finden, denn *alles* wird in irgendeiner Form auch online abgebildet: Shopping in jeder Form, Banking, Travelling, Informationsaustausch von A wie Ärztevergleich bis Z wie Zwillingscommunity, Blogging, Bildung und E-Learning, Politik, Behördengänge, Sport und Vereine, Kunst und Kultur bis hin zu Gemeinnützigem. Und wem danach ist, der kann sich sogar zu einem gemeinsamen Selbstmord verabreden oder zum gegenseitigen Verspeisen.

Hinter den meisten Inhalten im WWW stehen relativ unmittelbar „Leute". Die Fachwelt spricht von sogenannten „Netizens", also Bürgern („Citizens"), die ganz selbstverständlich einen Teil ihres Lebens im „Net" verbringen und es bevölkern. Ungefähr die Hälfte dieser „Leute" sind

Frauen. Wie diese Frauen im Einzelnen aussehen, sich bewegen, sprechen, das wissen Sie – anders als in der realen Welt – nicht sofort. In vielen Fällen können Sie mit wenigen Klicks aber leicht herausfinden, ob sich ein weiteres Engagement bei einer Frau, der Sie in den Weiten des Internets begegnen, lohnen könnte. Und Sie bekommen online ganz andere Informationen als im Alltag. Dank Suchmaschinen wie Google und diversen anderen Online-Recherchemöglichkeiten ist das für Sie kinderleicht:

Option 1: Die neue Assistentin eines Geschäftspartners, deren überaus angenehme Telefonstimme es Ihnen wirklich angetan hat, finden Sie mit einem aussagekräftigen Foto und ausführlichem Lebenslauf in der Business-Community Xing. Sogar gemeinsame Interessen sind vorhanden, wie Sie dort lesen können, darum freut sie sich über Ihren Vorschlag, gemeinsam eine Runde Golf zu spielen.

Option 2: Eine „nette junge Frau" hat an einer Kreuzung in Ihrem Viertel einen Zettel aufgehängt: „Suche Wohnung". Sie googeln ihre Telefonnummer und finden sie beim „Hebammen-Notdienst". Daneben ein Foto von ihr. Interessant. Wird Ihre Wohnung nicht gerade frei?

Option 3: Auf einer Web-Seite, die sich um Hotelbewertungen dreht, schreibt „glamourgirl_hh" (24) einen so lustig formulierten Beitrag, dass Sie mehr über sie wissen möchten. Denselben Profilnamen benutzt sie auch im StudiVZ, wie Sie schnell herausfinden. Dort entdecken Sie über 30 Fotoalben, eines davon aus besagtem Urlaub.

Ich könnte diese Liste beliebig fortführen. Wie oft ist es wohl schon vorgekommen, dass ein Autokauf via Internet oder eine Online-Versteigerung mit Selbstabholung im Bett endete?
Sie sehen: Für den Online-Verführungskünstler ist die gesamte virtuelle Welt ein weiteres Revier. Mit denselben offenen Augen, mit denen Sie durch Ihren Alltag gehen, surfen Sie auch durchs Internet. Es könnte

sich immer und überall die Gelegenheit ergeben, dass Sie im nächsten Moment mit einer attraktiven Frau in Kontakt kommen. Und dann spontan zuschlagen.

Bislang habe ich nur von Situationen und Plätzen im Internet gesprochen, in denen Begegnungen mit aufregenden Frauen einen eher zufälligen Charakter haben. Diese „Weiten der virtuellen Welt" sind nur ein kleiner Teil der Antwort auf die Frage, wo man im Internet Frauen kennen lernen kann. Den Hauptumschlagplatz in Sachen „Kennenlernen" stellen natürlich die Online-Dating-Portale dar.

Online-Dating-Portale bieten uns gegenüber der komplexen virtuellen Welt grundsätzlich zwei Vorteile: Erstens begegnen wir dort nicht einfach „Leuten", sondern zu annähernd 100 Prozent „Frauen, die Männer suchen". Zweitens sind die Informationen zu jeder Frau übersichtlich für uns aufbereitet, sodass wir sie systematisch nach unseren Vorstellungen durchsuchen und begutachten können.

Andererseits: Zwar wird Ihr Suchaufwand in den Weiten des Internets um einiges höher sein als beim Online-Dating. Dafür haben Sie das Überraschungsmoment auf Ihrer Seite, wenn Sie spontan eine Frau anschreiben. Das bedient eine elementare Frauenfantasie, bei der wie aus dem Nichts Mr. Wright auftaucht und sie in sein erfülltes Leben einbezieht. Hinzu kommt, dass Ihnen nur auf dem freien Internet-Feld diejenigen tollen Frauen über den Weg laufen, die „aus Prinzip nicht", „nicht mehr", „noch nicht" oder „momentan nicht" bei einem Online-Dating-Portal angemeldet sind.

Welche Orte im Internet Ihnen welche Vor- und Nachteile bieten, ist für Sie allerdings kaum mehr als eine Randnotiz wert. Sie nutzten selbstverständlich beides, um umwerfende Frauen kennen zu lernen.

Im allgemeinen Internet bewegen Sie sich sowieso regelmäßig. Dort sind Sie beim Shopping, in Foren oder wo auch immer inzwischen so geschult und aufmerksam, dass Sie sich genauso wenig Flirtchancen entgehen lassen wie draußen in Ihrem Alltag. Hier ist ein Quäntchen mehr Abenteuer im Spiel, denn Sie wissen nie genau, was auf Sie zukommt.

Je nach Lust und Laune schauen Sie darüber hinaus bei Ihren favorisierten Dating-Sites vorbei. Hier ist der Erfolg planbar, um es in den Worten von Monaco Franze, genauer dessen legendärem Spezi Manni Kopfeck, auszudrücken „a g'mahde Wiesn“. Im Gegensatz zu Millionen von anderen Männern sind Sie aber nicht darauf aus, sich einfach mit Frauen zu verabreden. Das ist Ihnen langfristig gesehen nämlich zu trivial. Sie haben es auf die Top-Frauen abgesehen, denn die stellen Sie zumindest vor mehr oder weniger kleine Herausforderungen.
Bei den reinen Online-Dating-Portalen geht es um nichts anderes als das Flirten und die Partnersuche. Dementsprechend aufgeräumt, aber hocheffizient sind die Plattformen gestaltet: Ihnen steht innerhalb Ihres Profils ein begrenzter Raum zur Verfügung, um sich kurz darzustellen. Sie bekommen Mechanismen an die Hand, um die interessantesten Frauen herauszufinden. Sie können per Mail oder Chat kontaktieren und kontaktiert werden. Das ist alles, was Sie brauchen, um sich auf das Wesentliche, nämlich das Flirten, zu konzentrieren.
Die „Dating-Portale in Reinform“ arbeiten entweder nach dem Marktplatzprinzip und oder nach dem Vermittlungsprinzip. Der Unterschied lässt sich vereinfacht so erklären:

Das Marktplatzprinzip

Beim Marktplatzprinzip können Sie alle vorhandenen Kontaktanzeigen nach Ihren Kriterien durchsuchen, anschauen und nach Belieben Kontakte knüpfen, sei es per Mail oder oft auch in einem 1:1-Chat, sofern die Auserwählte gerade online ist. Im Vordergrund stehen klar das Foto und der schnelle Kontakt.
Die bekanntesten Marktplätze für Singles sind Portale wie FriendScout24, Neu.de, iLove und Flirt-Fever. Bei den Marktplätzen für erotische Abenteuer sind wohl Poppen.de, AdultFriendFinder und FirstAffair die bekanntesten Marken.

Das Vermittlungsprinzip

Beim Vermittlungsprinzip durchlaufen Sie zu Beginn einen umfangreichen Online-Fragebogen, mit dem Ihre Eigenschaften, Vorstellungen und Wünsche ermittelt werden. Wenn der sogenannte Matching-Algorithmus bei zwei Personen einen hohen Übereinstimmungsgrad feststellt, werden diese Personen gegenseitig vorgeschlagen und können sich Mails schreiben. Nach dem Vermittlungsprinzip arbeiten zum einen Partneragenturen wie Parship, ElitePartner und Be2, bei denen das Matching auf paarpsychologischen Erkenntnissen beruht. Zum anderen sind es einige Online-Seitensprung-Agenturen, die eher die sexuellen Vorlieben abfragen.

Über die Vorzüge des Vermittlungsprinzips wurde einmal Folgendes geschrieben: „Kommt Ihnen folgende Situation bekannt vor? Sie sind auf einer Party, wo sich jede Menge nette Menschen tummeln. Doch es ist immer dasselbe: Die Männer stehen alle hechelnd bei ‚Julia Roberts' mit dem zauberhaften Lächeln und bieten ihr den hundertsten Drink an, während das nicht ganz so auffällige, etwas schüchterne ‚Lieschen Müller' gelangweilt und alleine an der Bar steht. Auch ‚Michael Meier' findet keine Beachtung, da das weibliche Geschlecht nur an den Lippen von ‚Tom Cruise' hängt und seinen Erzählungen über die letzte Großwildjagd in Namibia lauscht. Sie sind ein ‚Michael Meier'? Dann sind Sie bei einer Partneragentur, die für jeden Topf den passenden Deckel heraussucht, vielleicht besser aufgehoben."

Ja, Sie kennen diese Situation. Aber Sie sind in dieser Geschichte Tom Cruise. Und Julia Roberts hat sich von der lästigen Meute verabschiedet und hängt ebenfalls an Ihren Lippen. Zwar finden Sie das Prinzip der passiven Vermittlung eher uninteressant, denn Ihre Heimat ist der freie Markt, schließlich sind Sie fähig, sich Ihre Partnerinnen selbst auszusuchen. Aber Sie wissen sehr genau: Die meisten Männer machen um Partneragenturen mit langwierigen Psycho-Fragen („Sind Sie eher Frühaufsteher oder nachtaktiv?" oder „Kommen Sie auf Partys leicht ins Gespräch mit Unbekannten?") einen großen Bogen. Viele attraktive und intelligente Frauen hingegen nicht, denn sie finden Persönlichkeitstests interessant oder wenigstens spaßig. Sie kennen sie aus Frauenzeitschriften und sind mit ihnen seit ihrer Jugend vertraut.

Viele Frauen, die sich als besonders attraktiv und begehrenswert einstufen, schätzen auch die Anonymität der Partneragenturen. Hier fühlen sie sich wohl, denn auf dem Marktplatz befürchten sie, einen Massenandrang auszulösen. Der Frauenanteil beträgt bei den Partneragenturen daher über 50 Prozent, und der Bildungsgrad ist deutlich höher als auf den Dating-Marktplätzen. Interessant wird es für Sie in Partneragenturen, wenn Sie es auf Frauen über 28 Jahre abgesehen haben. Bei diesem Alter beginnt die primäre Zielgruppe dieser Services. Die Vermittlungen sind mittlerweile auch für die spontanen Online-Verführer eine Option geworden, weil dem langweiligen Grundprinzip in den vergangenen Jahren immer mehr Interaktivität hinzugefügt wurde: Durch die Änderung Ihrer Wunschvorstellungen können Sie sich im Minutentakt neue und andere Partnervorschläge auf den Bildschirm zaubern. Und bei zumindest jeder dritten oder vierten Frau kommen Sie auch relativ zügig an Fotos.

Egal, ob Marktplatz oder Vermittlung: Die Technik der Dating-Portale rückt sowieso immer mehr in den Hintergrund. Für Sie ist es viel wichtiger zu wissen, wo Sie den Typ Frauen treffen können, der Ihrem Ideal am nächsten kommt. Und dafür probieren Sie einfach mal ein oder zwei Handvoll der einschlägigen Portale aus. Das kostet nichts und dauert höchstens eine halbe Stunde. Und diese Zeit ist gut investiert.

Die Web-Communities

Neben den reinen Online-Dating-Angeboten ist noch eine weitere Art von Portalen entstanden, die sich hervorragend dafür eignen, gezielt interessante Frauen anzusprechen und sich von interessanten Frauen ansprechen zu lassen: die Web-Communities.

Im Jahr 2005 begann die Welle der Web-Communities mit großer Anziehungskraft durch Deutschland zu rollen: Begriffe wie „MySpace", „YouTube" oder „Lokalisten" sind unter den Top-20-Suchbegriffen bei Google. Mehr als 70 Prozent aller Studenten sind beim „StudiVZ" eingetragen. Wer Geschäfte machen will, lässt sich heutzutage den Link zu seinem „Xing"-Profil auf die Visitenkarte drucken. Ganz Ü30-Baden-

Württemberg kommuniziert Tag und Nacht über „KWICK!“. Von weiteren Web-Communities für Schulfreunde, Sportbegeisterte, Hundehalter, Stammbaum-Freaks oder Esoteriker ganz zu schweigen...
Treffpunkte im Internet, um sich zu bestimmten Themen auszutauschen, gab es eigentlich schon immer. Der Motor für den Sprung vom langweiligen Forum zur hippen Web-Community bestand darin, dass die Akteure sich bei den neuen Web-Communities viel mehr in den Vordergrund stellen können: Sie werden nicht auf Ihre Beiträge reduziert, sondern bekommen einen persönlichen Freiraum zur Verfügung gestellt, den Sie für die virtuelle Selbstdarstellung nutzen können. Sei es auf Ihrer frei gestaltbaren MySpace-Homepage, durch Fotoalben, Videos oder indem Sie sich ein beeindruckendes virtuelles Netzwerk zu anderen Community-Mitgliedern aufbauen.
Stichwort „Netzwerk“: Wer heute kein Handy besitzt, ist vom gesellschaftlichen Leben weitgehend ausgeschlossen. Genauso hat sich der Druck auch in Bezug auf Web-Communities erhöht. Ein Musiker ohne MySpace-Profil: kaum denkbar. Fotos von den Wochenend-Eroberungen Ihrer Freunde: können Sie sich online bei den Lokalisten ansehen. Nie etwas von Alexander Marcus gehört? Tja, seine schrägen Electrolore-Songs wurden auch nur dank MyVideo zum Kult.
Web-Communities sind für viele Menschen zu einem ganz normalen Bestandteil ihres gesellschaftlichen Lebens geworden. Auf den einen Portalen bleiben sie mit ihren Freunden in Kontakt, auf den anderen tauschen sie sich zu bestimmten Themen aus oder verbringen ihre Freizeit mit Blogs, Musik, Videos und Ähnlichem.
Für Sie als Verführer sind Web-Communities natürlich ein wahres Paradies. Zu jeder interessanten Frau, der Sie hier begegnen, bekommen Sie praktischerweise gleich eine bunte Vielfalt interessanter Anknüpfungspunkte für einen aussichtsreichen Erstkontakt frei Haus mitgeliefert: Sie lesen zum Beispiel, dass Sie eine gemeinsame Bekannte haben oder wo sie arbeitet, welche Restaurants und Literatur sie schätzt und so weiter und so fort.

Die Kehrseite der Medaille: Die virtuellen Gemeinschaften entwickeln auch einen Gemeinschaftssinn. Wenn Sie angemeldet sind und direkt losflirten, werden die Frauen, die Sie kontaktiert haben, natürlich als Erstes Ihr Profil unter die Lupe nehmen und sehen … nicht viel: Sie sind nicht mit anderen Mitgliedern vernetzt, sind nicht an virtuellen Gruppen beteiligt, haben keine Gästebucheinträge. Sie wirken weniger wie ein Mitglied, sondern mehr wie ein Outsider, ein Fremder. Vielleicht sind Sie nur ein Fake? Ein Spinner?
Sie haben zwei Möglichkeiten, diesen Verdacht zu entkräften:

1. Sie begründen Ihre Community-Jungfräulichkeit. Zum Beispiel so: „Ehrlich gesagt, habe ich mich nur schnell angemeldet, um Dich kennen zu lernen. Eine Freundin von mir hat Dich hier entdeckt und mir von Dir erzählt. Sie hätte da so ‚ein untrügliches gutes Gefühl'. Heißt, sie meint, wir könnten uns einigermaßen prima finden. Ob sie wohl Recht hat?"

2. Ihnen macht es eben Spaß, in interessanten Web-Communities mitzumischen. Mit vielen Ihrer Freunde, Bekannten und Arbeitskollegen sind Sie online vernetzt. Sie existieren also schon in der Welt der virtuellen Communities.

In beiden Fällen sollten Sie einen Hinweis auf Ihre Homepage oder Ihren MySpace-Account hinterlassen. Andererseits müssen Sie sich auch die Frage stellen, ob Sie wirklich bereit sind, in einem Umfeld Frauen anzusprechen, in dem Sie relativ transparent sind. Sie wird genauso viel über Sie herausfinden wie umgekehrt. Anfangs mag Ihnen das egal sein, aber wie wird sie sich verhalten, wenn sie sich in der ersten gemeinsamen Nacht unsterblich in Sie verliebt hat, Sie sich aber leider in die Frau aus der darauf folgenden Nacht?
Anders als bei den reinen Dating-Portalen können Sie in den Web-Communities, in denen Sie zu Hause sind, nicht ganz so frei bestimmen, wann Sie wie viel von Ihrer Anonymität hergeben. Viele Web-Communities sehen auch davon ab, Ihnen eine Suchfunktion an die Hand zu geben, mit der Sie konkret nach Singles Ausschau halten können. Sie müssen also zunächst selbst die Spreu vom Weizen trennen.

Was die Flirt-Praktikabilität angeht, handelt es sich bei den Web-Communities also um ein Mittelding zwischen den reinen Dating-Portalen und den Weiten des Internets.
Wo also kann man im Internet Frauen kennen lernen? Überall!
Am schnellsten und bequemsten finden Sie natürlich in den speziellen Dating-Portalen Zugang zu unfassbar vielen attraktiven Frauen in Ihrer Nähe. In den Web-Communities sind Einstieg und Suche eine Nuance komplizierter, dafür erfahren Sie im Vorfeld mehr von den Schönheiten, die Sie bald betören werden. Die besten Dating-Portale und Web-Communities für Profi-Verführer finden Sie im achten Kapitel.
Und für einen aufregenden Flirt, der sich an irgendeiner anderen Stelle im Web ergibt, sind Sie sowieso bereit.

Was kostet das Flirten im Internet (und wie bezahle ich weniger)?

Dating-Portale sind keine karitativen Einrichtungen, die jemand ins Netz gestellt hat, um Liebe unter den Menschen zu verbreiten. Dating-Portale sollen den Machern Geld bringen. Aber das muss ja nicht unbedingt Ihres sein. Zumindest nicht mehr als nötig.
Wir wollen den Betreibern zugute halten, dass es durchaus mit hohen Kosten verbunden ist, eine gepflegte Single-Börse am Laufen zu halten. Programmierer und Server sind eher irrelevant. Was seinen Preis hat, sind die Unmengen von Mitarbeitern, die in der Zentrale sitzen, täglich Tausende von Fakes und Pimmelfotos suchen und eliminieren müssen, marodierende Idioten aussortieren und Fragen von Kunden beantworten. Nur an Plätzen, die diese Voraussetzungen erfüllen, fühlen sich niveauvolle Frauen im Allgemeinen wohl. Und um Ihnen als anspruchsvollem Nutzer stündlich Frischfrauen aus der Region zu bieten, gehen dann zusätzlich ein paar Millionen fürs Marketing drauf.
Trotz dieser Kosten gibt von den acht bis zehn Millionen Deutschen, die monatlich in der Online-Dating-Szene vorbeischauen, kaum eine Million ihr Geld für dieses schöne Hobby aus. An dieser mickrigen Quote wollen die Unternehmen in nächster Zeit etwas ändern.

Der überwiegende Teil der Männer (und mittlerweile auch Frauen) ist heute schon zur Passivität verdammt. Wenn Sie bei den großen Online-Dating-Portalen nicht zahlen, dürfen Sie zwar zuschauen, aber leider nicht mitspielen. Positiv formuliert, ist das Bezahlen bei diesen Portalen ein echter Türöffner: Sie hängen einfach mal eben 80 Prozent plus X aller männlichen Mitstreiter ab, indem Sie eine Handvoll Euros überweisen und sich in ein Premium-Mitglied verwandeln. All die Geizhälse bei FriendScout24, Neu.de & Co. schauen nur neidisch über den Zaun.

Dann gibt es die Männer, die sich auf die kostenlosen Portale der Dating-Szene stürzen. Kostenlosigkeit kann zum Beispiel folgende Ursachen haben:

Das Portal lebt davon, dass die Mitglieder auf der Werbung herumklikken, es handelt sich um ein Hobbyprojekt bzw. ein ganz neues Portal mit 57 registrierten Mitgliedern, oder die Single-Börse ist nur ein marketingtechnisches Anhängsel von etwas Übergeordnetem (Radiosender, Zeitung etc.). Den überwiegenden Teil der kostenlosen Single-Börsen können Sie getrost vergessen. Aber es gibt einige nette Alternativen, die für Sie zum Flirt-Paradies werden können – völlig ohne Eintritt.

Kostenlosigkeit ist auch bei fast allen bekannten Web-Communities Trumpf, egal, ob sie sich StudiVZ, Lokalisten, MySpace oder Jux.de nennen: Als die Macher vor einigen Jahren loslegten, dachten sie erst mal nur ans Wachsen und noch nicht ans Geldverdienen. Nun haben sie den Salat: Zig Millionen Nutzer haben sich daran gewöhnt, dass kein Obolus fällig wird. Einzige Ausnahme ist die Business-Community Xing: Premium-Mitglieder zahlen derzeit bescheidene 15 Euro pro Quartal.

Online-Dating gehört auch ohne Tricksereien zu den sehr günstigen Hobbys. Und das Ausprobieren von Portalen, die Sie interessieren, ist immer kostenlos. Abgesehen von einigen Seitensprung-Agenturen, die über den Preis die Anonymität ihrer Mitglieder schützen.

Falls Sie sich besonders für die großen Kontaktanzeigen-Marktplätze interessieren, werden Sie in der Regel auf eine Unterscheidung von Basis- und Premium-Mitgliedschaft stoßen. Als Basis-Mitglied dürfen Sie zumindest eine Kontaktanzeige anlegen, nach interessanten Frauen

Ausschau halten und sich deren Profile ansehen. Mit Frauen via Mail und Chat zu kommunizieren ist dann allein den Premium-Mitgliedern vorbehalten.
Premium-Mitgliedschaften werden Ihnen für verschiedene Zeiträume angeboten. Die Einstiegspreise liegen zwischen 15 und 30 Euro für einen Monat und werden im Verhältnis zur Dauer günstiger, wenn Sie sich für längere Zeiträume entscheiden.
Die Kontaktanzeigen-Marktplätze experimentieren häufig mit den Rechten der Basis-Mitglieder, um mehr Mitglieder zum Kauf einer Premium-Mitgliedschaft zu motivieren. Beliebte Mittel: Sie dürfen als Basis-Mitglied nicht alle Suchfilter verwenden oder Frauen-Profile nur verkleinert bzw. auszugsweise anschauen, wenn Sie nicht zahlen. Oder E-Mails, die Sie bekommen, nicht lesen.
Damit sind wir bei einem wichtigen Punkt angekommen, über den Sie auf jeden Fall nachdenken sollten: Bis vor einigen Jahren waren die meisten Kontaktanzeigen-Marktplätze für Frauen kostenlos. Wenn Sie zahlten und Mails verschickten, konnte Ihnen also potenziell jede Frau antworten. Kostenlosigkeit für Frauen war aus Betreibersicht sinnvoll, solange die Frauenquote deutlich unter 40 Prozent lag. Weil mittlerweile genügend Frauen in der Online-Dating-Szene unterwegs sind, wird es immer mehr zum Standard, auch für Frauen kostenpflichtige Premium-Mitgliedschaften einzuführen.
Stellen Sie sich nun vor, Sie sind ein Premium-Mitglied und haben gerade 100 attraktive Frauen angeschrieben. Bei einigen Single-Börsen, u. a. die bekannten Match.com und Neu.de, laufen über 80 Prozent dieser Mails ins Flirt-Nirvana, da die Frauen sie nicht lesen und beantworten dürfen, solange sie nicht auch zahlendes Premium-Mitglied werden!
Fairer ist in dieser Hinsicht zum Beispiel FriendScout24, wo folgendes Modell gefahren wird: Basis-Mitglieder dürfen zwar nicht aktiv flirten, aber immer auf Mail- und Chat-Anfragen hin zurückschreiben. So kommen die zahlenden Mitglieder nicht zu kurz.
Im achten Kapitel dieses Buches finden Sie genaue Angaben, wie die vorgestellten Top-Dating-Portale sich hier verhalten.

Auch die drei großen Online-Partneragenturen Parship, ElitePartner und Be2 funktionieren nach jenem Prinzip, das für den zahlenden Kunden eher wenig attraktiv wirkt: Wer nicht zahlt, hat nicht das Recht zu antworten. Allerdings sorgen diese Anbieter dafür, dass den zahlenden Premium-Kunden eine höhere Wertigkeit innerhalb der Vermittlungsprozedur zugesprochen wird. Das heißt: Premium-Mitglieder werden also eher vermittelt, und Sie finden unter Ihren Kontaktvorschlägen deutlich mehr Kandidatinnen, die Ihnen auch antworten dürfen, wenn Sie ihnen schreiben.

Online-Partneragenturen sind grundsätzlich deutlich teurer als Kontaktanzeigen-Marktplätze. Der Einstiegspreis liegt zwischen 100 und 150 Euro für ein Quartal, wenn man einmal von gelegentlichen Sonderaktionen absieht. Der hohe Preis hat eine wichtige Signalfunktion: Er suggeriert Frauen ein höheres Niveau und eine höhere Bindungswilligkeit, denn über 100 Euro investiert – so denken sie – nur ein Mann, der es sich leisten kann und der mehr will als den oberflächlichen Flirt. Also Männer, die ein Sicherheitsbedürfnis bedienen können. Und Sie, weil diese Gedankengänge im Hirn der Frauen schon eine Menge Hürden zum erfolgreichen Flirt genommen haben, ohne dass Sie überhaupt etwas tun mussten. Diese ganz großen, auf Online-Dating spezialisierten Portale haben ihren Preis, denn sie bieten Ihnen mit Abstand die meisten Single-Frauen. Aber es gibt auch eine Reihe von guten, kostenlosen Single-Börsen, bei denen Sie sich erfolgreich auf die Suche begeben können.

Die Klassiker unter diesen Portalen sind werbefinanziert, das heißt, die Betreiber leben davon, dass den Mitgliedern viele Werbebanner angezeigt werden. Sie bieten gelegentlich eine freiwillige Premium-Mitgliedschaft, die nicht das Flirten an sich beschränkt, sondern zum Beispiel bessere Suchfilter zugänglich macht oder Sie weiter oben in die Suchergebnisse der Frauen katapultiert.

Das beste und bekannteste Beispiel wäre Plentyoffish.com, ein Gigant in den USA und in Großbritannien. Aber leider völlig unbekannt bei uns. Der Chef Marcus Frind bekommt pro Jahr über zehn Millionen US-Dollar von den Werbetreibenden überwiesen.

In Deutschland spielen in der Liga der kostenlosen Single-Börsen mit mehr als 100.000 Mitgliedern und weniger als einer Million Mitgliedern:

- Finya.de (eher im Norden)
- Jappy.de
- Myflirt.de
- Single.de

Beim Datingcafe.de (über 1.000.000 registrierte Mitglieder) bekommen Sie einen kostenlosen Probemonat mit allen Premium-Funktionen, sofern Sie bereit sind, sich per Personalausweis zu identifizieren.

Bleiben Sie auf jeden Fall cool und lassen sich nicht von all den tollen Frauen, die auf Sie warten, ablenken. Denn so unglaublich gut, wie Sie bald darin sein werden, Frauen online zu betören, sind auch die Single-Börsen-Betreiber darin, ihre Kunden zum Bezahlen zu verführen.

Von Ihrer kostenlosen Registrierung als Basis-Mitglied bis zu Ihrer Premium-Bestellung sollten Sie deshalb einige Tage vergehen lassen und vorher andere Single-Börsen angeschaut haben. Sonst kaufen Sie die Katze im Sack. Die Kaufentscheidung sollte auch nicht von einer einzelnen Frau abhängen, die Sie entdeckt haben, sondern davon, wie es mit dem Frauenniveau in Ihrer Nähe generell aussieht. Wer weiß schon, wie es um die eine Dame bestellt ist? Ist sie noch da? Ist sie schon weg? Ungünstig, wenn Sie dann schon an der Kasse waren.

Zeitschriften muss man nicht jede Woche telefonisch bestellen, sie kommen im Abo daher. So verfahren auch die meisten Single-Börsen: Man bucht bei ihnen die Premium-Mitgliedschaft nicht für einen Monat bzw. ein Jahr, sondern als „Monatsabo“ bzw. „Jahresabo“. Solche Abos haben die Eigenschaft, so lange zu laufen, bis man sich um eine Kündigung bemüht oder irgendwann tot umfällt.

Viele Online-Dater wundern sich, wenn sie im Extremfall erst ein Jahr später noch einmal eine Abbuchung von 119,80 Euro auf ihrem Kontoauszug entdecken.

Sie sind ein bisschen cleverer und schicken gleich nach der Bestellung der Premium-Mitgliedschaft Ihre Kündigung hinterher. Das reduziert die Gefahr des Vergessens.

Im Zuge dessen sollten Sie Ihre Vertragslaufzeit beim ersten Bestellen auf einen oder drei Monate beschränken. „24,95 Euro für einen Monat“ ist im Zweifelsfall günstiger als „9,95 Euro pro Monat bei einer Dauer von zwölf Monaten (entspricht 119,40 Euro)“, falls Sie nach ein paar Wochen den Spaß am besagten Portal verloren oder Ihre Traumfrau gefunden und geheiratet haben.
Und noch ein Hinweis im Zusammenhang mit der Kostenkontrolle: Versenden Sie keine SMS an Frauen, die Sie noch gar nicht kennen! Im Internet gibt es etwas total Praktisches: E-Mail und Chat. Das ist völlig ausreichend. SMS haben folgende Nachteile: Erstens können Sie sich – was gerade bei der Kontaktaufnahme entscheidend ist – nicht differenziert ausdrücken. Und zweitens stecken hinter weit über 90 Prozent aller Frauen im Internet, die „mit dem PC nicht so gut umgehen können“ und „lieber eine SMS von dir lesen“ möchten, Firmen und professionelle Animateure, die es nur auf Ihr Geld (eben in Form von vielen teuren Premium-SMS) abgesehen haben. Auch zu den Tricks unseriöser Anbieter im Netz später mehr.
Ich habe mich dazu entschlossen, Ihnen illegale Tricks vorzuenthalten und, sollten Sie „wertvolle“ Tipps aus anderen Quellen erhalten, Sie vor diesen Tricksereien ausdrücklich zu warnen: Einige verstoßen nicht nur gegen die Allgemeinen Geschäftsbedingungen der Anbieter und können zum Rauswurf führen, andere sind schlicht gesetzeswidrig und können bei übermäßigem Gebrauch drastische Strafen nach sich ziehen.

Drittes Kapitel:

Gefahren, Nebenwirkungen, Betrüger und Schummler

Online-Dating ist, wie gesagt, ein relativ junges Phänomen. Die meisten der zig Millionen Männer, die mitmachen, sind begeistert von den neuen Möglichkeiten, aufregende Frauen kennen zu lernen. Aber es gibt unter uns auch genügend naive und unbedarfte Zeitgenossen, die beim Flirt im Internet auf die Nase fallen: Die einen scheitern an sich selbst, die anderen fallen auf Online-Betrüger herein.

Zu den allgemeinen Risiken und Nebenwirkungen des Online-Datings, die dazu führen, dass einige Männer an sich selbst scheitern, gehört zum Beispiel eine gewisse Suchtgefahr. Es wird von Fällen berichtet, in denen Online-Dater ihre Fähigkeit verloren haben, sich überhaupt noch länger als ein paar Tage auf eine Frau einzulassen, weil sie davon ausgehen, dass sie immer eine noch bessere in den Weiten des Netzes ausgraben könnten.

Dieses Problem ist für routinierte Verführungskünstler nicht relevant, denn sie kennen diese Situation sowieso schon seit Langem: Völlig unabhängig vom Internet können sie jederzeit jede Frau aufreißen, die ihnen gefällt. Solange ihnen der Sinn nach reichlich Abwechslung, heißen Dreiern und anderen Experimenten steht, nehmen sie mit, was ihnen passt. Einige genießen diesen Zustand ein Leben lang. Andere sind irgendwann satt und sehnen sich nach mehr Stabilität. Diese Prozesse und Entscheidungen laufen völlig unabhängig davon ab, dass Ihnen mit Ihren Verführungskünsten eine mächtige Waffe zur Verfügung steht. Und auch Sie werden sich austoben, solange Sie lustig sind. Alles Weitere Richtung „langfristige Bindung“ ergibt sich, wenn der Zeitpunkt und die „Richtige“ gekommen sind, ohnehin ganz automatisch.

Ein anderer Suchtaspekt ist das Verharren in der virtuellen Welt: Nicht wenige Männer trennen sich von ihrem Computer nur noch selten, verlieren sich in der Imagination und sind irgendwann nicht mehr für das normale Leben zu haben bzw. zu gebrauchen. Das ist schlimm, aber vermeidbar:

Für Sie ist der PC nicht Freund, sondern nur ein einfaches Werkzeug, das dabei hilft, so schnell wie möglich echte Frauen in der echten Welt zu treffen. That's all.
Eine weitere allgemeine Online-Dating-Gefahr ist der naive Umgang mit Fotos, Daten und Texten. Gerne werden in den Medien Geschichten wie die von Stefan K. erzählt, der nach seinem hervorragenden Examen fast bei einer renommierten Kanzlei angefangen hätte – wären der Personalabteilung, die standardmäßig auch bei Google und StudiVZ nachschaut, nicht haufenweise komische Fotos und frauenfeindliche Beiträge von ihm aufgefallen.
Auch hier können wir uns nur wundern. Vor allem deshalb, weil für Sie in Ihrer Karriere als Online-Verführer ein gewisses Niveau selbstverständlich ist. Sie sind sich nämlich im Klaren darüber, dass Ihre Gentleman-Haltung, die es Ihnen unter anderem verbietet, peinliche Kampftrink-Bilderserien hochzuladen oder in Foren herumzupöbeln, die Grundvoraussetzung für einen schnellen Erfolg bei den wirklich interessanten Frauen ist. Alles andere wäre kontraproduktiv, und man schießt sich nur ein Eigentor. Ich rate übrigens auch dringend davon ab, in angetrunkenem Stadium vor dem PC, etwa nach dem Barbesuch, den Online-Flirt weiter zu treiben: einfach schon deswegen, weil er meist *schriftlich* ist. Schwarz auf weiß. Speicherbar.
Die Sau lässt man besser nicht im Internet heraus. Da verläuft sie sich mit Sicherheit und wird brutal (aus-)geschlachtet.
Zum anderen ist für Sie völlig logisch, dass Sie der Internet-Öffentlichkeit nur Material über Ihre Person zur Verfügung stellen, das folgender Fragestellung standhält: Kann ich trotzdem noch Bundeskanzler werden – auch wenn dieses Zeug irgendwann entdeckt wird?
Summa summarum werden Sie die allgemeinen Risiken und Nebenwirkungen des Online-Datings nicht sonderlich tangieren, weil Sie mit den genannten Grundregeln immer auf der sicheren Seite sind.

Was Ihnen aber auf jeden Fall widerfahren wird, ist, dass Sie in irgendeiner Form mit den Neppern, Schleppern und Bauernfängern der Online-Dating-Szene in Berührung kommen. Nur werden Sie kaum auf deren Maschen hereinfallen, weil Sie die Hütchenspieler des Internets nach der Lektüre der folgenden Seiten in kürzester Zeit durchschauen.
Online-Dating ist ein Business, mit dem in Deutschland über 100 Millionen Euro pro Jahr verdient werden. Diese Dimensionen locken schwarze Schafe an, die wenig zu befürchten haben, weil die Rechtsprechung und erst recht der Polizeiapparat in Bezug auf Cyber-Crimes völlig überfordert sind. Die schwarzen Schafe sind zudem im Vorteil, da sie es nicht darauf abgesehen haben, wenige Menschen um riesige Summen zu betrügen, sondern ein Massengeschäft betreiben, das den einzelnen Abgezockten um kleinere Beträge erleichtert, sodass sich die meisten Opfer zwar ärgern, aber nicht wehren.
Gut für Sie: Ich bin noch keinem Online-Dating-Betrüger begegnet, der für sein Handwerk eine bessere Schulnote als „ausreichend" verdient hätte. Warum sollten sich die Jungs auch Mühe mit ihren Maschen geben, wenn es noch genügend Dumme gibt, die auf einfachste Tricks hereinfallen?

Schräge Portale

Bei den Online-Dating-Betrügereien unterscheiden wir die Ebene der *schrägen Portale* und die Ebene der *schrägen Profile.*
Beginnen wir mal mit den beiden gängigsten Arten der Internet-Betrügerei, die Abzocken als probates Mittel sehen, um Ihnen für wenig Leistung viel Geld aus der Tasche zu ziehen:

SMS-Animateure

Im Internet kursiert eine Reihe von Portalen mit Profilen von unfassbar hübschen Frauen. Wenn Sie eines der Mädels kontaktieren möchten, geht das nur per SMS – und die kostet gerne 1,99 Euro pro Stück. Was auch immer Sie im Laufe des SMS-Chats vorschlagen, es ist sinnlos:

Ein Treffen, Telefonat oder nur eine normale E-Mail-Adresse werden Sie nicht bekommen – wohl aber immer neue SMS mit großen Interessensbekundungen seitens der Superfrau.
Nicht in allen, aber in den allermeisten Fällen ist diese Superfrau ein Super-Animateur, der Männern, die nicht weiter als bis zu 130 Zeichen denken können, oftmals Hunderte von Premium-SMS aus dem Handy leiert und dabei kräftig mitverdient.
Grundsätzlich gilt: Finger weg vom Erstkontakt per SMS!

Abo-Fallen

Egal, ob IQ-Test, Namensforschung, Hausaufgabenhilfe oder Online-Dating – eine neue Art der Volksverarschung macht die Runde: Im Zuge der Anmeldung bei einem, auf den ersten Blick völlig kostenlosen Portal lesen Sie im *Kleingedruckten*: „Kostenlos ist nur der erste Monat. Mit der Anmeldung sind noch 23 Monate eingeschlossen, die je 9,90 Euro kosten. Das Mitglied verpflichtet sich, den Gesamtbetrag in Höhe von 227,30 Euro umgehend zu überweisen."
Einige Wochen später gibt es dann Post von einem ominösen Inkasso-Unternehmen, das für das Abo-Fallen-Portal die Schulden eintreibt.
Einige Gerichte haben entschieden, dass diese Klauseln ungültig sind, wenn sie irgendwo in den Allgemeinen Geschäftsbedingungen auftauchen. Daher platzieren die Abo-Fallen-Jungs sie momentan oft direkt neben oder unter dem finalen „Anmelden!"-Knopf – gar nicht mal so unsichtbar – man könnte das also wirklich sehen. Insbesondere Sie, der ab heute damit rechnet!

Schräge Profile

Neben diesen Portalen, die mit zweifelhafter Absicht ins Leben gerufen wurden, versuchen Abzocker auch, in ganz normalen, seriösen Single-Börsen Frauen-Profile zu schalten, bei denen es nicht um Liebe, sondern um Geld geht. Hier die gängigsten Spielarten:

Die Kontaktanzeige als Werbemüll

Diese Form des Fakes ist mit Abstand am weitesten verbreitet und vergleichbar mit den Spam-E-Mails, die Sie jeden Tag in Ihrem E-Mail-Account finden: Geschäftemacher missbrauchen Kontaktbörsen als Werbeplattform, indem sie massenhaft Frauen-Kontaktanzeigen erfinden und dann per Flirt-Mail Tausende von männlichen Mitgliedern vollmüllen.

Häufigkeit:
Sehr häufig – eine echte Plage.

Wer macht so etwas?
Unseriöse Services, die auf diese Art und Weise Männer locken wollen.

Wo anzutreffen?
Fast nur in Single-Börsen, die Frauen kostenlos nutzen können.

So erkennen Sie diese Fakes:
„Völlig normale" Frauen möchten „Dich dringend kennen lernen", aber nicht einfach per Mail, wie es sich anbieten würde, sondern auf anderem und meist teurerem Wege. Die drei Klassiker sind:

„Hallo, ich bin Petra und finde Dich süß. Mit meinem Computer kann ich nicht so gut umgehen. Schreib mir doch einfach eine SMS an 444444 mit dem Stichwort PETRA"

„Weil das Internet für mich so unsicher ist, rufe mich doch einfach unter 0900-123456 an und verlange PETRA."

„Hier bin ich nicht so oft, denn auf www.xyz.de gefällt es mir viel besser und ich habe dort auch einige freizügige Fotos von mir."

Solche Mails sofort in den Papierkorb befördern! Oder haben Sie jemals eine Frau getroffen, deren Telefonnummer 0900-… bzw. 444444 lautet? Wohl kaum! Wenn Sie es gut meinen mit der Single-Börse und Ihren Mitmenschen, können Sie das betreffende Profil an die Zentrale melden, dann wird es rausgeworfen.

Frauen, die schlicht an Ihr Geld wollen

Auch die osteuropäische Damenwelt hat das Internet für sich entdeckt und tummelt sich gerne in deutschsprachigen Kontaktbörsen, um Männer verliebt zu machen und deren Dumm- oder Geilheit auszunutzen.
Häufigkeit:
Albern oft.

So erkennen Sie diese Fakes:
Die Damen kommen recht schnell auf den Punkt, spätestens in der dritten E-Mail lesen Sie: „You are so beautiful, please send $ 1.000 money for flight ticket. I visit you! I promise."

Prostituierte auf Kundenfang

Jacqueline hat *sehr* erotische Fotos im Profil. Gerne gibt sie sich sehr locker und sofort auch dem nächstbesten Mann hin. Allerdings weniger auf privater Ebene, sondern nur gegen Bares. Das merkt Mann aber erst auf den zweiten Blick…

Häufigkeit:
Eher selten.

Wer macht so etwas?
Prostituierte, die das Internet entdeckt haben.

Wo anzutreffen?
Fast nur auf reinen Sexkontakt-Portalen.

So erkennen Sie diese Fakes:
Punkt 1: Fotos, die selbst die nymphomanische Nachbarin eines Bekannten von einem Freund nicht freiwillig herausgeben würde.
Punkt 2: Klassische Szene-Formulierungen wie „gelangweilte, immer geile Hausfrau möchte Taschengeld aufbessern" oder „heiße Studentin, die sich Sorgen um die Studiengebühr macht".

Sonstige Gefahren

Die Portalauswahl

Ich will mal für Sie ein bisschen den Teufel an die Wand malen:
Die wirklich niedliche Chica vom Werbebanner, wegen der Sie in der vermeintlich kostenlosen Single-Börse XY gelandet sind, ist irgendwie nicht mehr auffindbar. Überhaupt finden Sie nur drei Frauen im Umkreis von 100 Kilometern. Wahrscheinlich Drillinge, denn sie verwenden alle dasselbe Profilfoto. Zwei Wochen später haben Sie wahlweise…

…eine Rechnung im Briefkasten: Die Single-Börsen-Betreiber möchten, dass Sie für das 2-Jahres-Abo, das Sie bei der Anmeldung wohl irgendwie übersehen haben, den stolzen Preis von 237,60 Euro überweisen. Ich erwähnte das bereits. Weiß ich wohl…

…einen merkwürdig hohen Betrag auf Ihrer Kreditkarten-Abrechnung. Die lassen Sie besser schnell sperren.

…viele Anrufe von Freunden, die Sie nachts in einer RTL2-Fernsehwerbung wiedererkannt haben. Das ist rechtens, denn in den Allgemeinen Geschäftsbedingungen treten Sie die Rechte an Ihren Fotos „auch für Zwecke der Öffentlichkeitsarbeit" an die Single-Börse ab.

Das sind Tatsachen. Die Verbraucherzentralen vermeldeten im Jahr 2007 über 20.000 Beschwerden dieser Art.

Kindische Fakes

Sie erkennen sie u. a. leicht an den „geklauten" Set-Karten, die sehr perfekt und professionell sind (Model, Licht, Pose) – die Profile dagegen lieblos und orthografisch oft diffus. Selbst mit wenig Erfahrung werden Sie schnell herausbekommen, wo der vierzehnjährige Spaßvogel dahintersteckt – und wo nicht. Freilich bin auch ich auf Fakes hereingefallen – aber niemals lange. Spätestens beim ersten Mail-Kontakt fliegt der pubertäre Witz auf. Nehmen Sie es mit Humor, aber blacklisten Sie den jungen Freund.

Manche Börsen setzen auch auf die Möglichkeit von Voice-Messages – bei denen zumindest Alter und Geschlecht recht schwer zu manipulieren sind.
Bleibt zu sagen: Das Identifizieren von kommerziellen Fakes ist für Sie schnell ein Kinderspiel.

Nichtkommerzielle Fakes

Anspruchsvoller wird die Aufgabe, den Wahrheitsgehalt von ganz normalen Frauen-Profilen einzuschätzen. Im Online-Dating neigt man natürlich dazu, sich aus Ich-Marketing-Gründen ein wenig aufzuhübschen.
Was bedeutet es, wenn Sie in einem Inserat unter „Figur“ die Angabe „normal“ finden?
Von wann ist das Foto?
Und stimmt das Alter von „38“ wirklich? Oder wie lange ist es her, dass es gestimmt hat?
Eine US-Untersuchung hat beispielsweise herausgefunden, dass es in Single-Börsen viel mehr 28-/29-/38-/39-/48-/49-jährige Frauen gibt als 30-/31-/40-/41-/ 50-/51-jährige.
Das haben wir uns wohl im Supermarkt abgeschaut. Denn dort kostet das Kilo Rinderfilet ja auch keine 30,01, sondern tendenziell 29,99 Euro.
Alles in allem ist uns das auch ziemlich egal. Entweder die Frau gefällt uns oder eben nicht. Das Gefühl beim Date entscheidet, nicht der Personalausweis oder die Waage. Selbstverständlich bleibt uns im Zweifel auch immer der Weg, höflich nach einem aktuellen Foto zu bitten (unterstellen Sie dabei keine Unwahrheiten!). In diesem Fall können Sie sich einerseits darauf verlassen, mit dem zeitnahen Stand der Dinge konfrontiert zu werden. Andererseits werden Sie dann mit Sicherheit im Gegenzug Ihrerseits nach einem neuzeitlichen Foto gebeten werden. Halten Sie ein solches dann besser auch bereit (siehe Kapitel „Ihr Foto“), oder schicken Sie es gleich mit Ihrer Bitte mit.

Bedenken Sie auch, dass es zum Standard-Bestandteil vieler weiblicher Kontaktanzeigen gehört, dass Frauen stets darauf bedacht sind, ihren Ruf zu wahren, und daher oftmals darauf hinweisen, „überhaupt kein Interesse an einem One-Night-Stand" zu haben. Gerade die – davon können Sie mal ausgehen – werden vermutlich ganz schnell das Gegenteil beweisen.
Übrigens heißt die Teilnahme an einem Single-Portal nicht, dass dort nur Singles sind, selbst wenn das im Profil behauptet wird. Unser Mitleid mit dem jeweiligen Partner schenken wir uns an dieser Stelle und überlassen die Auseinandersetzung den zuständigen Profis bzw. Paartherapeuten, bedenken aber, dass Treue durchaus ein Thema für unsere Partnerwahl sein könnte. Hier muss ich Sie kurz alleine lassen, entscheiden Sie das für sich selbst.
Unser Tipp für Sie: Sammeln Sie Erfahrungen, indem Sie schnell viele Frauen treffen! Beim Online-Dating gibt es nun mal die Möglichkeit, sich online besser zu verkaufen, als man wirklich ist. Für alle. Darum ist es schlicht eine große Verschwendung, viel Zeit und Energie mit Mails und Chats (vor allem da) zu vertrödeln oder immer nur ein einziges Date zu vereinbaren.

Anfängerfehler

Das verhängnisvolle Pseudonym

Sie können alle Daten, die Sie bei einem Online-Dating-Portal eintippen, jederzeit wieder ändern. Alle bis auf Ihr Pseudonym.
Praktisch, dass Sie sich irgendwann mal ein cooles Standard-Pseudonym ausgedacht haben, das Sie *überall im Internet verwenden*. Blöd, dass man eine Menge über Sie erfahren kann, wenn man danach googelt. Und noch blöder, dass Google ein Elefantengedächtnis hat, das auch nach Jahren noch funktioniert.

E-Mail-Adresse und Handy

Die großen renommierten Single-Börsen gehen mit Ihren Daten vertrauensvoll um. Müssen sie auch, das verlangen die Datenschutzgesetze. Aber was stellen wohl diese kleinen unseriösen Portale, auf denen Sie sich nachts verirrt haben, mit Ihrer E-Mail-Adresse an? Und Ihrem Passwort – natürlich demselben, das Sie überall im Internet verwenden. Einen ersten Hinweis finden Sie in den Allgemeinen Geschäftsbedingungen: „Ihre Privatsphäre ist uns wichtig." Klar, denn damit ist ein Haufen Geld verdient.

In dem Fall hoffe ich für Sie, dass Sie an wichtigen Informationen über Viagra, Penny-Stocks und lukrativen Rettungsprogrammen für nigerianische Exilpolitiker wirklich interessiert sind.

Abgesehen davon, was betrügerische Portale mit Ihren Daten anfangen könnten: Knapp 30 Prozent aller Frauen in der virtuellen Dating-Szene verzichten aufs Profilfoto und nehmen direkt Kontakt zu Ihnen auf: „Du gefällst mir. Gib mir deine Mail-Adresse. Ich würde dir gerne ein paar Bilder von mir schicken." Das wird auch Ihnen bald passieren. Schicken sie. Aber überlegen Sie vorher, ob Sie einer Wildfremden Ihre Haupt-E-Mail-Adresse anvertrauen möchten. Damit sie monatelang nerven kann?

Dasselbe gilt auch fürs Handy: Ebenso schnell kommt es zum Austausch der Telefonnummern. Geben Sie nicht Ihre „richtige" Telefonnummer heraus. Mut sieht anders aus. Stecken Sie eine Prepaid-Card in ein ausgedientes Handy, dann sind Sie auf der sicheren Seite und müssen auch nicht jedes Mal die Rufnummernunterdrückung anstellen, wenn Sie selbst anrufen: unelegant und verdächtig!

Ihr Umfeld

Wo waren Sie gerade, als Sie der Online-Dating-Trieb überfallen hat? Hoffentlich nicht im Büro. Im dümmsten Fall wäre es ein Kündigungsgrund, wenn man Ihnen nachweisen kann, dass Sie während der Arbeitszeit Frauen statt Kunden jagen. Oder die gesamte IT-Abteilung Ihrer Firma liest mit, um etwas darüber zu lernen, wie man erfolgreich Frauen aufreißt. Oder Ihr Kollege freut sich darüber, dass er sich dank des intelligenten Browsers in Ihren Single-Börsen-Account einloggen kann. Einige dieser Geschichten mögen Ihnen unwahrscheinlich vorkommen. Noch unwahrscheinlicher ist allerdings, dass ich mich extra hinsetze und anstrenge, um mir solche Fälle auszudenken. Wenn Sie immer noch zweifeln: Viel Spaß beim Cyberspace-Jack-Ass-Ausprobieren.

Online-Dating ist für Millionen von Männern eine angenehme Kontaktmöglichkeit, hält aber für Einsteiger auch die eine oder andere Tücke bereit. Nehmen Sie die obige Liste der Fallstricke schlicht als kleinen Hinweis, die Augen nicht nur beim Flirten selbst, sondern auch schon im Vor- und Umfeld offen zu halten.

Mit unserem Masterplan zum Online-Dating-Einstieg werden Sie mit all diesen Widrigkeiten gar nicht erst zu kämpfen haben. Investieren Sie einfach in ein kleines bisschen Vorarbeit und stellen ein paar Weichen in die richtige Richtung, bevor Sie sich beim ersten Dating-Portal registrieren. Umso glatter läuft es dann für Sie, und Sie können sich darauf konzentrieren, worum es eigentlich geht: die besten Frauen anzusprechen und zu verzaubern.

Zur Wiederholung: Trotz aller Warnungen ist der Umgang mit dem neuen Medium vielfach äußerst naiv. Jedes fünfte Blind Date mit Bekanntschaften aus den Weiten des Internets findet in Privaträumen statt. Wurde uns nicht mühsam beigebracht, keine Schokolade von Fremden anzunehmen und nicht bei Unbekannten ins Auto zu steigen?

Natürlich *enden* unsere Dates in Privaträumen – und zwar in den allerprivatesten. Sie beginnen aber stets in der Öffentlichkeit, wie es sich für einen perfekten Online-Dater gehört.

Viertes Kapitel:

Das nötige Handwerkszeug

Erinnern Sie sich zurück an Ihre frühen jugendlichen Gehversuche im Nachtleben? Das erste Mal in einer Diskothek. Das erste Mal auf der Tanzfläche. Das erste Mal ein unbekanntes Mädchen angestarrt und wieder nicht angesprochen. Oder wahlweise angestottert. Ihr erster, dann doch, Flirt. Wie weit war man doch davon entfernt, nicht aus Versehen oder per Zufall verführt zu werden, sondern selbst zu verführen. Auch ein wenig wie in der Schießbude. Und wer nicht das Glück hatte, zu den wenigen Naturtalenten oder Johnnydeppbradpitts zu gehören, der musste durch eine gewisse Schule gehen, um es als Verführer zu etwas zu bringen.

Ich will an dieser Stelle noch gar nicht auf die zu erlernenden Strategien des erfolgreichen Flirtens eingehen, sondern bei den absoluten Basics bleiben: All das, was Sie richtig machen müssen, um sich zunächst einmal in eine Situation zu bringen, in der Flirten im Nachtleben überhaupt erst losgehen kann: Wie finde ich die richtigen Locations im Nachtleben? Wann kreuze ich wo auf? Wie style ich mich? Wie bewege ich mich? Wie komme ich am Türsteher vorbei, ohne auf der Gästeliste zu stehen? Wie schaffe ich es, mein begrenztes jugendliches Budget geschickt über den Abend zu verteilen?

Viele dieser As und Os sind uns im Laufe der Jahre unbemerkt in Fleisch und Blut übergegangen – oder unsere Situation hat sich mittlerweile zu unseren Gunsten geändert. Bei Ihren Anfangsschritten in der Welt des Online-Flirts haben Sie durch die Summe Ihrer gesammelten Flirterfahrungen natürlich einen viel leichteren Start, als damals. Nichtsdestotrotz wartet mit der virtuellen Welt vielleicht ein neues Medium auf Sie, in dem Sie zunächst die Grundlagen für eine Karriere als erfolgreicher Verführer schaffen müssen.

Ihren Lernprozess können Sie deutlich beschleunigen, indem Sie beim Einstieg in die virtuelle Dating-Szene aus den negativen Erfahrungen lernen, die andere Männer freundlicherweise schon zu Tausenden für Sie gemacht haben und die ich in diesem Kapitel für Sie zusammenfasse, statt sie alle selbst noch einmal zu durchlaufen. Lernen Sie aus der Dummheit der anderen!

Warum Online-Dating Marketing ist

Sie sind ein Produkt, das Sie verkaufen wollen. Verkaufen heißt gezieltes Marketing betreiben. Jedes Produkt braucht einen guten Namen, klar definierte Produktvorteile und ein attraktives Markenversprechen, das sich positiv von der Konkurrenz abhebt. Machen Sie sich zum iPod unter den Männern, zum Mercedes, zur Harley-Davidson, zum Zippo. Jede(r) will Sie haben. Egal, wie hoch der Preis ist. Ihr Name, Ihr Profil und Ihre Konversation sind Ihr Marketing. Sie werben – im wahrsten Sinne des Wortes – um eine Partnerin oder Partnerinnen. Es liegt an Ihnen, eine möglichst große Nachfrage zu generieren. Sind Sie sehr gut, herrscht mehr Nachfrage, als Sie befriedigen können. Der Wunsch, Sie zu bekommen, steigt direkt proportional mit Ihrem Wert. Ihre „Ich AG" geht an die Single-Börse. Machen Sie also einzigartige Werbung für sich. Als absolutes Premium-Produkt, die Benchmark, State of the Art – da, wo alle hinwollen, sind Sie schon. Lassen Sie die Frauen wissen, was Sie von sich halten und was sie an Ihnen haben.

Niemand sollte sich in Bausch und Bogen verhökern. Man sollte aber auch nichts versprechen, was man nicht halten kann. Der Vorteil der Internet-Bekanntschaft liegt in der Markttransparenz und in der Präzision der Auswahlkriterien. Geben Sie nicht vor, Sie hätten den Mount Everest mehrfach bestiegen, wenn Sie nicht schwindelfrei sind. Nur weil eine sehr schöne Frau „Klettern" als gemeinsames Hobby voraussetzt. Sie können dann nur auf die, mit Verlaub, Schnauze fallen.

Es geht darum, sich von der Masse abzuheben. Aber es geht weder darum, zu blenden noch um ein Versprechen, das Sie machen, aber nicht halten können. Sie stellen jedoch ein unglaublich gutes Angebot in Aussicht, nämlich sich selbst. Sie müssen Nachfrage wecken, indem Sie sich (und Ihre zukünftige Partnerin) auf ein Podest heben. Sie sind verdammt teuer, und nicht jede bekommt Sie.

Mit diesem Buch werden Sie lernen, wie Sie Frauen online verzaubern. Das ist die gute Nachricht. Es ist nicht nur ein Buch über Flirten und Dating, sondern eine tief greifende Auseinandersetzung mit der Macht des Wortes. Sie werden keine plumpen Einzeiler und keine flotten Überschriften lernen. Sie werden lernen, was in der Frau passiert, wenn sie

Ihre Zeilen liest. Wie sie die Worte intuitiv bewertet, interpretiert. Wie aus Worten ein konkretes Bild wird. Wie daraus Gefühle werden. Wie die Angeschriebene sich danach sehnt, aus dem virtuellen Raum herauszutreten und ihr Gegenüber offen, schnell und persönlich kennen zu lernen.

Erste Schritte im Dating-Portal

Melden Sie sich bei mehreren Single-Portalen kostenlos an. Ohne Bild und ohne ein genaues Profil. Sehen Sie sich erst mal um, ob Ihnen das Portal gefällt und ob in Ihrem Umkreis überhaupt genügend Frauen zu finden sind.
Sehen Sie sich nach den Profilen um: Sind sie seriös, das heißt realistisch, oder ein Tummelplatz für Fakes? Der Markt ist groß, bunt und bietet für jeden ein Segment. Das wird sehr schnell offenkundig. Entweder weil die Plattform sich selbst spezifiziert oder anhand von einfachen Kriterien. Wie ist die Sprache der Mitglieder? Fühlen Sie sich wohl oder wie unter Außerirdischen? Suchen Sie keine Girlz, sondern eher eine Frau? Dann lassen Sie die Kids allein weiterspielen und surfen zum nächsten Anbieter. Haben Sie die Möglichkeit, Ihren Account zu löschen, dann tun Sie das. Je weniger „Footprints“ Sie hinterlassen, desto weniger Spam kommt bei Ihnen an.
Betrachten wir zunächst den typischen Weg, der Sie auf die „Online-Dating-Tanzfläche“ führt. Dieser Ablauf hat sich bei den Plattformen mehr oder weniger als Standard etabliert:

1. Von der Startseite eines Dating-Portals gelangt man zum Anmeldeformular.

2. Sie bewerben sich um eine Mitgliedschaft, indem Sie zumindest Pseudonym, Passwort und E-Mail-Adresse angeben. In der Regel werden zusätzlich auch Kundendaten wie Name und Anschrift abgefragt. Abgesehen von Ihrem Pseudonym bleiben diese Daten für andere Mitglieder unsichtbar.

3. Das Dating-Portal sendet direkt im Anschluss einen Aktivierungscode oder -link an Ihre E-Mail-Adresse. Damit wird die Echtheit der E-Mail-Adresse überprüft (mehr nicht). Sie können Ihre Mitgliedschaft nun in Kraft setzen.

4. Mit Pseudonym und Passwort bekommen Sie den Zugang zu Ihrer persönlichen Schaltzentrale „mein Konto". Bei den Dating-Marktplätzen ist das der Ort, von dem aus Sie:

- Ihre eigentliche Kontaktanzeige gestalten bzw. überarbeiten.
- Bilder hochladen und in Ihre Anzeige integrieren.
- Die Suchfunktion starten, um nach den Frauen zu suchen, die Sie interessieren. Die Treffer werden als Liste oder Fotogalerie angezeigt.
- Sehen können, welche Frauen gerade online sind, wer Ihr Profil angesehen hat, wie viele neue Nachrichten Sie erhalten haben usw.
- Mails an Frauen schreiben und Nachrichten von Frauen lesen (je nach Basis- oder Premium-Mitgliedschaft).
- Mit Frauen in einem 1:1-Chat chatten können.

Bei den Partneragenturen ist die Anmeldeprozedur komplexer: Am Anfang durchlaufen Sie einen paarpsychologischen Test, der durchaus 30 Minuten dauern kann und einige Ihrer Eigenschaften und Einstellungen erforscht (z. B. Bauchmensch oder Kopfmensch, verschwenderisch oder geizig, kommunikativ oder verschlossen). Ihre Testergebnisse (und die Ihrer Kontaktvorschläge) können Sie sich später von der Schaltzentrale aus ansehen, aber nicht mehr verändern. Wenn Ihnen Ihr Testergebnis nicht gefällt, melden Sie sich eben noch mal neu an und wiederholen den Test.

Der paarpsychologische Test liefert den Partneragenturen die *weichen* Kriterien für den Vermittlungsalgorithmus. Je höher die Übereinstimmung mit Ihren Testergebnissen im Vergleich mit den Kandidatinnen, desto mehr Punkte ergeben sich. Ab einer gewissen Punktzahl werden Sie einander vorgeschlagen.

Fernab der Psychologie dürfen Sie Ihr Suchraster einstellen. Einen Partnervorschlag wirft das System nur aus, wenn auch *harte* Kriterien wie Altersgrenzen, maximale Entfernung, Rauchstatus oder Bildungsgrad übereinstimmen. Indem Sie in Ihrer Schaltzentrale das Suchraster nach Lust und Laune verändern, werden Ihnen immer andere Frauen vermittelt, und Sie können sich einen guten Überblick verschaffen. Zumindest unter den Frauen, in deren Suchraster *Sie* hineinpassen.

Das Einmaleins des Online-Datings

Die Anmeldung bei einem Online-Dating-Portal wird Ihnen so einfach wie möglich gemacht. Die meisten Einsteiger registrieren sich spontan, ausgelöst durch einen unterbewussten Impuls. Zum Beispiel weil sie auf einem Werbebanner im Internet ihr persönliches Traumgesicht entdecken oder an einem Plakat von Neu.de vorbeigefahren sind, das ihnen beim Websurfen wieder einfällt.
Geleitet von diesem Impuls, absolvieren viele unserer Geschlechtsgenossen die Registrierung so schnell und mit so wenig Nachdenken wie möglich, um endlich ins Geschehen eingreifen zu können. Dieses ungeplante Vorgehen führt in schöner Regelmäßigkeit zu einer weniger optimalen Ausgangssituation beim Online-Flirt.

Der Masterplan für Anonymität und Sicherheit

Ihr Ziel: Sie steuern, ob und wie lange Sie anonym bleiben möchten. Sie hinterlassen keine unnötigen Spuren in der virtuellen Welt.
Besorgen Sie sich für Ihr Leben als Online-Verführer eine oder mehrere kostenlose E-Mail-Adressen. Entsprechende Services gibt es im Internet wie Sand am Meer, u. a. von Arcor, Freenet, Google, Hotmail, Lycos, Yahoo oder Web.de.
Ihre neue Adresse wählen Sie so, dass sie auf Frauen, die damit in Berührung kommen, so wirkt, als wäre es Ihre Hauptadresse. Dass Sie dabei trotzdem auf den Nachnamen verzichten und dass eine Nennung Ihres Heimatortes Sie unnötig einschränkt, ist klar.

Was für die E-Mail-Adresse gilt, können Sie auch auf Ihre Handy-Nummer übertragen: eine zusätzliche für Ihre Dating-Aktivitäten ist empfehlenswert.
Dafür brauchen Sie nicht gleich einen neuen Vertrag abzuschließen. Sicherlich findet sich zu Hause irgendein altes Handy, das noch gut funktioniert. Alternativ besorgen Sie sich ein gebrauchtes.
Dann fehlt Ihnen nur noch eine Prepaid-Karte. Die aktuell günstigsten Angebote werden auf Seiten wie Prepaid-vergleich-online.de, Prepaid-uebersicht.de oder Prepaid123.de vorgestellt.

Der Masterplan für Ihr Profil

Ihr Ziel: Sie verfügen über mehrere Variationen von Profilen, welche die Frauenwelt auf der unterbewussten Ebene voll erwischen.
Die meisten Angaben in Profilen, die Sie neu anlegen, bedürfen keiner Vorbereitung. Daten wie Körpergröße, Alter oder Haarfarbe sind Ihnen hinlänglich bekannt. Eine kreative Schlüsselfunktion kommt hingegen Ihrem Pseudonym, Motto, dem eigentlichen Anzeigentext und Ihrem Foto zu (siehe fünftes Kapitel).
Es hat sich in der Praxis als ratsam erwiesen, die Texte im Vorfeld in einer Datei auf dem PC zu erstellen und als Kopiervorlage für neue Profile bereitzuhalten. Je nach Art des Dating-Portals, das Sie gerade ausprobieren, steht Ihnen auf diese Weise immer eine passende Variante zur Verfügung.
Ihnen ist klar, dass Texte und Fotos eine gewisse Einheit bilden und sich in ihren Funktionen und in ihren Wirkungen gegenseitig verstärken. Frauen, denen Sie im Anzeigentext etwas von Ihrer sportlichen Seite vermitteln, bedienen Sie mit anderen visuellen Reizen als in einer Kontaktanzeige, die Ihre Weltgewandtheit in den Mittelpunkt stellt.
Ihr Profil ist der zentrale Erfolgsfaktor auf dem Weg zu Dates mit umwerfenden Frauen!

Der Masterplan für die Auswahl der Dating-Portale

Ihr Ziel: Sie leben Ihre Flirtaktivitäten hauptsächlich bei den drei bis vier Dating-Portalen aus, die sich für Sie als am besten passend herausgestellt haben.

Bei der Auswahl der Dating-Portale kann Ihnen letztlich nur einer helfen: Sie sich selbst. Zu groß ist die Bandbreite der Möglichkeiten. Klar, in diesem Buch finden Sie eine Liste der 24 „besten" Dating-Locations im Internet, die ich in Zusammenarbeit mit dem unabhängigen Testportal Singleboersenvergleich.de präzise auf unsere Leser-Zielgruppe zugeschnitten habe. Nichtsdestotrotz dürfen, müssen Sie sich auch daraus die für Sie passenden Seiten aussuchen.

Damit steht Ihnen eine Grundmenge für Ihren weiteren Auswahlprozess zur Verfügung, mit der Sie eigentlich nichts falsch machen können. „Eigentlich" – denn Ihre speziellen Neigungen konnten wir nicht berücksichtigen. Ihre Suche nach den besten Portalen schlägt andere Wege ein, wenn Sie zum Beispiel Frauen aus einem bestimmten Land kennen lernen möchten, es auf besonders hochgewachsene Frauen abgesehen haben oder an bestimmten SM-Praktiken interessiert sind. In diesen und ähnlichen Fällen sollten Sie direkt auf Singleboersenvergleich.de schauen, dort sind über 300 Dating-Portale nach Kategorien sortiert.

Beim Ausprobieren einer Dating-Plattform geht es für Sie darum, im ersten Schritt möglichst schnell herauszufinden, wie viele Frauen aus Ihrer Nähe eingetragen sind, mit denen Sie sich – als Frage, die nur Sie beantworten können – sofort treffen würden.

Um ein wenig Erfahrung zu sammeln, empfehle ich, mindestens acht, besser zehn bis zwölf Web-Seiten auszuprobieren. Das ist fast in allen Fällen völlig kostenlos möglich. Ihre drei oder vier Favoriten werden sich in der Folgezeit schnell herausstellen.

Der Masterplan für die Schritte nach dem ersten Kontakt

Ihr Ziel: Zwischen dem ersten Online-Kontakt und dem ersten Treffen kann eine Menge passieren. Darauf sind Sie bestens vorbereitet.

Der erste Kontakt zu einer Frau, mit der Sie flirten, ergibt sich in der virtuellen Welt normalerweise per Mail oder per Chat. Vor dem ersten Telefonat oder Treffen kann es durchaus passieren, dass Ihr weibliches Gegenüber einen Wechsel zum Messenger oder Video-Chat vorschlägt – je jünger, desto wahrscheinlicher.

Messenger installieren Sie sich als kleine Zusatzsoftware auf dem PC.

Von dort aus können Sie, je nach System, direkt mit anderen chatten, Dateien austauschen oder Videokonferenzen abhalten. Sofern der andere auch dieses System installiert hat und Sie sich über Ihre Benutzernamen verständigt haben. Zu den gängigsten Messengern gehören der Windows Live Messenger, ICQ, der Yahoo! Messenger und Skype.
Der Video-Chat hat die erste Generation der Online-Dater noch völlig überfordert. Nun rollt aber eine neue Generation heran – eine, die dieses neue Medium nicht als abschreckend, sondern als hippe Erweiterung empfindet. Beim Video-Chat besteht die Herausforderung für Sie nicht in der Technik, denn eine Webcam ist schnell eingerichtet. Viel spannender ist beispielsweise die Frage des stimmigen Hintergrunds, der Kleidung, die zum Hintergrund passen sollte, und der Art und Weise, wie man sich vor der Kamera bewegt. Falls Sie nicht gerade beim Fernsehen arbeiten, wird hier eine Praxisübung auf Sie zukommen. An dieser Stelle bleibt Ihnen auch die Ablehnung einer Webcam. Trotzdem werden wir kurz auf dieses Thema eingehen. Schon allein deswegen, weil wenn überhaupt Männer die Webcam nutzen, dann nur, um ihre Umwelt mit ihren Pipi-Bildchen zu belästigen. Das tun Sie sicher nicht und lassen, wie so oft, eine lange Reihe von Konkurrenten mit sehr langen Gesichtern hinter sich.
Die Steuerung der Online-Kommunikation mit den Frauen, die Sie schnellstens in einem realen Date kennen lernen möchten, stellt quasi die Königsdisziplin des virtuellen Flirts dar. Das nötige Wissen über die Anatomie dieses Prozesses erfahren Sie in diesem Buch.
Um sich später zu 100 Prozent auf die Online-Kommunikation konzentrieren zu können und den Gesprächsrhythmus nicht zu gefährden, ist es sinnvoll, einige Entscheidungssituationen in Bezug auf ein späteres Treffen schon im Vorfeld zu durchdenken:

1. Wo könnte (in Abhängigkeit von Jahreszeit, Wetter usw.) Ihr erstes Date samt Locationwechsel stattfinden?

2. Wie passt ein mögliches Treffen in Ihre Zeitplanung der nächsten Stunden, Tage oder Woche?

3. Wo liegt Ihre Toleranzgrenze in Bezug auf den Kommunikationsaufwand? Wann brechen Sie ab?

Wie immer in einer neuen Umgebung sind auch die ersten Schritte im Online-Dating ein kleines bisschen ungewohnt. Bei vielen führt das zu Verunsicherung. Bei Ihnen löst die Neuartigkeit Vorfreude und große Abenteuerlust aus.
Kann sie auch. Denn Sie haben nun das nötige Handwerkszeug für den Einstieg beisammen.

Tricks und Kniffe für Fortgeschrittene

Wie bereits erwähnt, sehe ich Online-Dating gerne als den Zusammenschluss der tausend größten Bars, Clubs und Diskotheken. Wenn Sie es geschickt anstellen, können Sie der größte Abräumer aller Zeiten werden. Solche Tendenzen sind, dank des Internets, in vielen Lebensbereichen zu verzeichnen: Die Märkte werden transparenter, sei es für Pauschalurlaube, Bild- und Videodaten, Gebrauchtwagen, Musik, Singles oder auf dem Arbeitsmarkt: Heute bekommen Arbeitgeber nicht mehr zehn Bewerbungsmappen per Post, wenn sie eine Stelle ausschreiben, sondern 100 und mehr Lebensläufe per E-Mail. Für den einen ist diese Transparenz und die damit verbundene Informationsvielfalt ein Fluch, für Sie ein Segen. Dabei sind auf diesem „Marktplatz" zwei Rollen zu unterscheiden, die Sie einnehmen:
In der Rolle als *Suchender* auf einem Dating-Portal geht es darum, effektiv und effizient zu sein. *Effektiv* meint, dass Sie möglichst viele Verabredungen erreichen. *Effizient* steht für Ihren minimalen Aufwand. Ihr Ziel: diejenigen Frauen ausfindig zu machen, die für Sie am interessantesten sind. In erster Linie bedeutet das, dass Sie die Suchfunktionen der Dating-Portale optimal einsetzen und lernen, das Angebot auf dem „schönsten Markt der Welt" unter Kontrolle zu haben.
In der Rolle als *Anbietender*, der beim Online-Dating die Aufmerksamkeit der besten Frauen auf sich zieht, trennen Sie die quantitative und die qualitative Ebene voneinander: Ihr tollstes Profil nützt nichts, wenn es

in den Tiefen der Single-Börsen-Datenbank versauert und nie auf den Bildschirm einer Frau gelangt. Es geht also im ersten Schritt um Quantität. Also darum, sich ein möglichst großes Stück vom Aufmerksamkeitskuchen zu sichern. Dann wäre da noch der Qualitätsaspekt: Sobald eine Frau Ihr Profil oder Ihre Nachricht erst einmal auf dem Bildschirm hat, wird sie neugierig, weil Sie inhaltlich überzeugen.

Aufmerksamkeit erzeugen

Die qualitativen Aspekte behandeln wir ausführlich in den Kapiteln „Mein Profil" und „Der Erstkontakt", denn das ist es, was aus Ihnen den wahren Online-Verführungskünstler macht. In diesem Abschnitt geht es uns darum, Ihnen einfache Tipps und Tricks zu vermitteln, mit denen es Ihnen gelingt, dass Sie möglichst oft ins Blickfeld der interessanten Frauen geraten.

Aufmerksamkeit ist im Online-Dating ein knappes Gut. Ihr Zeitfenster bei den begehrtesten Frauen ist klein, denn es stehen viele andere Männer Schlange. Und da bleiben sie auch stehen, denn anders als die Wartenden sind Sie zur richtigen Zeit am richtigen Ort – und schlagen zu.

Die zentralen Orte, in denen es in den Dating-Portalen für Sie darum geht, aus der Masse herauszustechen und die Aufmerksamkeit der besten Frauen auf sich zu ziehen, sind zum einen die Listen mit Männerprofilen, die den Frauen angezeigt werden, nachdem sie ihre Suchkriterien angegeben haben. Ihr Ziel: Vorne mit dabei sein! Zum anderen ist wichtig, häufig in der „Wer ist gerade online"-Liste aufzutauchen – aber nicht so häufig, dass Sie für einen Single-Börsen-Junkie gehalten werden. Der dritte Ort ist der Mail-Eingangsordner der weiblichen Mitglieder. Bei den attraktiven Frauen ist der erfahrungsgemäß proppenvoll.

Zusätzlich bieten einige Single-Börsen die Funktion „Die letzten Besucher meines Profils". Auch hier können Sie die Aufmerksamkeit interessanter Frauen auf sich lenken.

Die Grundregel in diesem Zusammenhang ist in der Welt der Single-Börsen dieselbe wie im wahren Leben: Aufmerksamkeit erzeugen Sie durch Aktivität!

Unzählige in Zeitschriften und TV-Sendungen durchgeführte Tests zum Thema „Kann man übers Internet seinen Traumpartner kennen lernen?“ liefen nach dem gleichen Schema ab: Irgendwelche freiwilligen Probanden legten bei verschiedenen Single-Börsen ihre mittelmäßigen Profile an. Und warteten. Und warteten. Und warteten. Und waren dann enttäuscht, weil keine, wenige oder die falschen Zuschriften kamen.
Fazit dieser Tests: Na ja.
Warum fahren wir nicht morgen an den Ballermann und graben uns unter einem Liegestuhl ein? Das Testergebnis würde so ausfallen: Die Flirtchancen am Ballermann stehen eher schlecht.
Mal im Ernst: Ohne Aktivität kommen Sie beim Online-Dating genauso weit wie beim Flirten im Alltag. Wollen Sie als Verführungskünstler Erfolge verbuchen, sind Sie es, der das Heft in die Hand nehmen muss, Aktivitäten systematisch plant und umsetzt.
Ganz essenzielle Formen der Aktivität in der Online-Dating-Welt, die Sie sicherlich längst verinnerlicht haben, sind der parallele Einsatz mehrerer Dating-Portale, das Hochladen von Fotos, das Ausprobieren verschiedener Profiltexte und das Versenden von Mails. Das sind Ihre Aktivitäts-Basics!
Viele Listen, die den weiblichen Mitgliedern angezeigt werden, sind eindimensional konstruiert: Allein der Faktor Zeit bestimmt die Reihenfolge. Beispielsweise in der Posteingangsliste oder bei „Meine letzten Profil-Besucher“ erscheint Ihr Profil bei einer Frau ganz oben, wenn Sie das der Frau kurz zuvor und nicht vor ein paar Tagen oder Wochen besucht bzw. kontaktiert haben.
Ihre regelmäßige Aktivität wird in Single-Börsen also mit Aufmerksamkeit belohnt. Sie besuchen viele Frauen-Profile – und viele Frauen werden auf Sie aufmerksam, die meisten schauen sich im Gegenzug Ihr Profil an. Wenn Sie sich hingegen länger nicht mehr bei einer Single-Börse im Mitgliederbereich eingeloggt haben, dann wird Ihr Profil in den Suchergebnissen der Frauen immer weiter durchgereicht, bis Sie irgendwann als Karteileiche enden und gar nicht mehr angezeigt werden.

Aktivität ist im Allgemeinen *ein* wichtiger Schlüssel zu mehr Aufmerksamkeit. Dazu kommen eine Menge Ansätze fürs Feintuning. Dieses Feintuning bezieht sich glücklicherweise nicht auf ein konkretes Portal, sondern ist relativ allgemeingültig.

Top-Positionen in den Suchergebnissen der Frauen

Frauen können die männlichen Profile systematisch durchsuchen, indem sie diverse Kriterien wie Alter, Größe, Umkreis etc. vorgeben und dazu einstellen, in welcher Reihenfolge sie die Treffer aufgelistet bekommen möchten (z. B. letzte Aktivität, mit Foto zuerst, Entfernung). Ohne ein Foto geht für Sie wenig! Und ohne regelmäßiges Einloggen im Mitgliederbereich werden Sie bald von der Bildfläche verschwunden sein.
Frauen beklagen sich gerne darüber, dass es im Online-Dating knallhart zugeht: Beleibte und allein erziehende Damen fallen in der Regel durch das Suchraster, das die meisten Männer einstellen... Umgekehrt sind Frauen natürlich genauso hart in ihrer Online-Auslese und tippen bei der Suche ihre Wunschkriterien ein. Männer, die das Raster nicht erfüllen, fallen eben durch.
Seien Sie nett zu den Frauen und geben ihnen eine faire Chance, Sie zu finden! Es wäre doch wirklich schade, wenn die anwesenden Damen ausgerechnet Sie übersehen würden. Ich habe in einem Experiment mit verschiedenen Profilen herausgefunden, wie sich die Angaben in Ihrer Kontaktanzeige auf Ihre Auffindbarkeit auswirken. Hier die Top 5 der Merkmale, die Sie überdenken sollten:

1. Rauchstatus: nein statt gelegentlich: plus 167 Prozent
2. Kinderwunsch: ja statt nein: plus 81 Prozent
3. Hobby Kochen: ja statt nein: plus 55 Prozent
4. Hobby Tiere: ja statt nein: plus 26 Prozent
5. Lieblingsküche Fastfood: nein statt ja: plus 14 Prozent

Zusammengefasst sind Sie also ein nichtrauchender, kinder- sowie tierliebender Koch und Genießer. Zumindest für den Augenblick.
Natürlich suchen Frauen auch deutlich häufiger nach groß gewachsenen, sportlichen, reichen Männern. Darum geht es uns aber nicht. Ich habe

mich bei diesem Experiment bewusst auf Merkmale beschränkt, die Sie kurzfristig ändern können, ohne wirklich zu lügen. Bei näherer Betrachtung haben Sie vielleicht ja doch einen fernen Kinderwunsch. Und morgen hören Sie sowieso endlich auf mit dem Rauchen! Oder übermorgen.
Ein weiterer wichtiger Parameter ist der Standort, den Sie angeben: Für 76 Prozent aller Frauen liegt die magische Grenze bei einem Umkreis von 50 Kilometern. Da in Ballungsräumen mehr Frauen leben, sollten Sie sich auch irgendwie in die nächste große Stadt beamen.
Vielleicht leben Sie ja vor den Toren von Hamburg, Berlin, München, Köln, Düsseldorf, Frankfurt … und arbeiten im Zentrum? Ein guter Grund, „Buxtehude“ in „Hamburg“ zu verwandeln, „Ismaning“ in „München“ oder „Bergisch Gladbach“ in „Köln“! Solche Städte lesen sich auch gleich viel angenehmer!
Zum Ausprobieren neuer Profiltexte und Online-Flirtstrategien kann es für Sie auch ganz sinnvoll sein, sich virtuell in eine andere Stadt zu verlegen.

Den Erstkontakt über die „Wer ist online?“-Funktion provozieren

Bei vielen Single-Börsen erscheinen in einem Fenster die Pseudonyme der Mitglieder, die sich kürzlich eingeloggt haben und nun gerade online sind.
Viele Frauen sind neugierig und klicken die Mitglieder in der Gerade-online-Liste an, da die Möglichkeit zu einem spontanen Chat besteht. Wollen Sie an dieser Stelle auf sich aufmerksam machen, ist das Allerwichtigste ein wirklich gutes und ungewöhnliches Pseudonym, das den Frauen ins Auge sticht (dazu mehr in Kapitel fünf bei „Ihr Nickname“).
Der zweitwichtigste Erfolgsfaktor besteht darin, dass Sie oft auf dieser Liste erscheinen. Das gelingt Ihnen mit einem einfachen Trick: Sie melden sich von Zeit zu Zeit ab und loggen sich wieder bei der Single-Börse ein. Im Handumdrehen sehen Sie wieder ein paar Tausende andere Frauen.
Fast alle Dating-Portale bieten als Kontaktmöglichkeit eine unpersönliche Standard-Mail an, die wahlweise als „Flash“, „Virtueller Kuss“, „Wink“, „Amors Pfeil“ oder wie auch immer bezeichnet wird. Damit können auch Mitglieder, die nicht in eine Premium-Mitgliedschaft investiert haben, auf sich aufmerksam machen.

Für Männer gibt es nichts Peinlicheres und Kontraproduktiveres als diesen Standardkontakt. Denn wie soll die Frau ihn deuten? „Hallo, ich bin zu arm, 20 Euro für eine Premium-Mitgliedschaft auszugeben. Kauf du dir bitte eine und schreibe mir dann!“ oder noch schlimmer: „Ich möchte dich gerne kennen lernen, aber mir fällt nichts ein. Darum leider nur dieser Standardgruß.“
Also, lieber Verführungskünstler, Finger weg! Ihr Mittel ist die persönlich formulierte Mail mit einer raffinierten Betreffzeile, die im Posteingang der Angeschriebenen für Furore sorgt.

Das richtige Timing für Ihre Mail

Um die maximale Portion an Aufmerksamkeit auf Ihre Mails zu lenken, ist neben der Betreffzeile auch das richtige Timing relevant. Denken Sie daran, dass der Posteingang chronologisch sortiert ist. Den idealen Zeitpunkt treffen Sie also, wenn Sie der *letzte* versendende Mann vor dem *nächsten* Einloggen der angeschriebenen Frau sind und dazu noch eine Phase erwischen, in der sich Ihre männlichen Mitstreiter insgesamt nicht besonders aktiv zeigen.
Grundsätzlich sollten Sie auf eine günstige Tageszeit achten: Frauentechnischer Hochbetrieb herrscht um die Mittagspause herum und abends zwischen 20 und 23 Uhr – sofern nicht gerade *Desperate Housewives* im Fernsehen läuft.
Der ideale Zeitpunkt ist natürlich eher theoretischer Natur, denn Sie wissen über einzelne Mitglieder zu wenig. Aber Sie können sich Vorteile verschaffen, indem Sie gewisse Verhaltensmuster und Wahrscheinlichkeiten berücksichtigen.

1. Tageszeit

Frauen checken ihre Mails gerne in der Mittagspause und am Abend. Männer neigen hingegen zur Nachtaktivität. Am besten fahren Sie also, wenn Sie Ihre Mails am späten Vormittag und am späten Nachmittag versenden. Sollte das zu Konflikten mit Ihrem Arbeitgeber führen – Ihr Job geht vor!

2. Wochentage

Sonntags und montags ist die Konkurrenz am größten, dann schreiben vermehrt diejenigen, die ein frustrierendes Wochenende hinter sich haben. Freitag- oder samstagabends Mails zu versenden ist auch arm. Schnell denkt die Frau, Sie hätten kein Sozialleben. Bleiben also primär die Wochentage von Dienstag bis Donnerstag.

Machen wir halblang: Sollten Sie mitten in der Nacht auf das schmale Brett kommen, die Single-Börsen nach Frauen zu checken, tun Sie das. Aber nicht unter Ihrem „echten Profil", sondern unter Ihrem Web-Alter-Ego. Wie gesagt, Sie haben etwas vor. Einsam, langweilig, immer verfügbar, nachts vor der Glotze: die Merkmale der großen Chips mampfenden, colarülpsenden Loser-Community.

3. Gelegenheiten

Als Mann sind Sie online immer dann im Vorteil, wenn viele andere Kollegen durch männerspezifische Angebote abgelenkt sind: während dem Champions-League-Finale und der Sportschau, am Vatertag usw.

Die richtige Auswahl

All diese Kniffe helfen Ihnen dabei, dass Ihre Flirt-Aktivitäten in der Welt der Single-Börsen, rein statistisch gesehen, die maximale Aufmerksamkeit erzielen und Ihre Erfolgsaussichten bei den interessantesten Frauen vervielfachen.

Sie können diese Regeln auch auf andere Portale im Internet übertragen, in denen geflirtet wird. Natürlich gelten sie auch in den Web-Communities, in denen Sie Aktivität und damit Aufmerksamkeit erzeugen, indem Sie in für Frauen relevanten Foren und Gruppen mitdiskutieren oder Ihr persönliches Netzwerk vergrößern.

Nach der Fragestellung, wie Sie als *Anbietender* Aufmerksamkeit erregen, geht es für Sie als *Suchender* darum, effektive und effiziente Strategien zu entwickeln, die Sie zu den absoluten Top-Frauen führen.

Ich gehe davon aus, dass es Ihnen mit den Hinweisen aus den vorigen Kapiteln gelungen ist, Ihre für Sie optimalen drei oder vier Dating-Portale herauszufinden. Schon dabei wurden Sie vor die Frage gestellt, ob Sie sich an den Orten durchsetzen möchten, an denen sich alle tummeln,

oder ob Sie auf der Suche nach den verborgenen Perlen eine Nischenstrategie wählen. Diese Frage stellt sich Ihnen innerhalb einer Single-Börse von Neuem: Möchten Sie sich lieber eine direkte Übersicht über den „Frauenmarkt" verschaffen, so wie es die meisten Männer tun? Tun Sie das. Weil Sie nämlich wissen, dass Ihnen die Konkurrenzsituation egal sein kann.
Darüber hinaus sind Sie bereit, etwas mehr Sucharbeit zu investieren, um dafür gezielt die Schätze in den Tiefen der Mitgliederkarteien zu bergen. Für diese direkte, sehr effiziente Suche stellen Ihnen moderne Dating-Portale eine Reihe von ausgereiften Funktionen zur Verfügung, die mittlerweile überall relativ ähnlich aussehen:

1. Schnellsuche

Für den ersten Überblick: Nach der Eingabe von Altersbereich und Umkreis werden Ihnen die betreffenden Frauen präsentiert. Die Sortierung erfolgt meist anhand der letzten Aktivität, gerne werden auch die „besten Frauen" in den Trefferlisten weiter nach oben gezogen, um mehr Männer zum Bezahlen zu motivieren. Die „besten Frauen" sind übrigens diejenigen, deren Profile am häufigsten angeklickt werden oder die am meisten Zuschriften erhalten.

2. Detailsuche

Sie können alle Ihre Wunschkriterien exakt einstellen. Je spezieller Ihre Vorstellungen bezüglich Figur, Bildungsgrad, Augenfarbe, Interessen etc. sind, desto toleranter sollten Sie beim Suchradius und beim Alter sein. Zur Detailsuche gehört oft auch die Möglichkeit, nach konkreten Pseudonymen oder von Ihnen gewünschten Begriffen in den Kontaktanzeigen-Texten der Frauen zu suchen.

3. Wer ist online

Die Frauen, die Sie hier angezeigt bekommen, könnten Sie direkt „anchatten". Große Single-Börsen bieten Ihnen hier noch einige Filter an, sodass Sie zum Beispiel nur Frauen zwischen 30 und 40 aus einem Umkreis von 50 Kilometern präsentiert bekommen, die gerade online sind.

4. Meine letzten Besucher

Diese Frauen fanden Ihre Profilvorschau oder Ihr Pseudonym in der „Wer ist online"-Liste so spannend, dass sie Ihre Kontaktanzeige aufgerufen haben. Das bietet natürlich optimale Anknüpfungspunkte für Ihre erste Mail!

Um den maximalen Nutzen aus diesen Funktionen zu ziehen, sollten Sie darauf achten, dass Sie rein flächenmäßig möglichst viele Frauen abdecken: Wohnen Sie z. B. mitten in Berlin, reicht vielleicht ein Suchradius von zehn Kilometern. Sind Sie eher auf dem Lande zu Hause, dann sollten Sie vielleicht 100 Kilometer ansetzen.

Gute Single-Börsen zeigen Ihnen an, wann eine Frau das letzte Mal eingeloggt war. Mehr als drei Wochen sollte dieses Ereignis nicht zurückliegen. Eine Kontaktaufnahme wäre wahrscheinlich Zeitverschwendung, wahlweise weil die Gute die Single-Börse vergessen hat und sich nicht mehr um neue Mails kümmert. Oder sie ist mittlerweile vergeben. Oder, oder, oder… Auf jeden Fall ist sie leider für uns aus dem Raster gefallen.

Für den Fall, dass Sie Gefallen an der Idee finden, nicht direkt zu den „besten Frauen" zu gehen, sondern sich lieber ein wenig links und rechts des Mainstreams umzusehen, bietet sich einer der folgenden Ansätze an:

1. Die Frau ohne Foto

Suchen Sie gezielt nach Frauen ohne Foto, aber mit interessanten Profiltexten. Bei vielen handelt es sich um attraktive Exemplare, die schlicht keine Lust haben, sich zur Schau zu stellen. Lesen Sie sich aufmerksam durch, was die Frau geschrieben hat, um sich eine witzige oder außergewöhnliche Stelle in ihrem Text zu notieren.

Es ist legitim, direkt nach dem Foto zu fragen:

„Hallo XY, was zur Hölle meinst du mit…? / ich habe mich weggeschmissen über …Nun würde ich mir gerne ein Bild von dir machen, weil ich glaube, dass du witziger als Mario Barth bist – aber hoffentlich ganz anders aussiehst.

Außerdem brauchen wir uns dann bei unserem ersten Rendezvous keine Albernheiten zur Erkennung an die Klamotten heften. Dein XY."

2. Der Traumprinz aus der großen Stadt

Die großen Städte sind Single-Hochburgen, nicht nur in absoluten Zahlen, sondern auch relativ: Auf 1.000 Einwohner gerechnet kommen prozentual mehr Single-Haushalte, mehr Single-Börsen-Nutzer und mehr zahlende Premium-Mitglieder. In den Provinzen geht es beim Online-Dating beschaulicher zu. Dementsprechend weniger Aufmerksamkeit in Form von Mails bekommen Frauen aus der Provinz. Ihr Einsatz: Für den Fall, dass Sie in einer Großstadt leben, können Sie sich hervorragend als romantischer Traumprinz hergeben, der online zufällig über das zauberhafte Prinzesschen aus Quakenbrück gestolpert ist. Das bedient wieder mal die eine oder andere Frauenfantasie.

3. Die übersehenen Frauen

Genauso wie der durchschnittliche Mann im Online-Dating dazu neigt, sich durch ungeschickte Angaben wie „Leidenschaft: Fußball“ oder „Lieblingsküche: Fastfood“ geradezu fahrlässig aus dem Suchschema der meisten Frauen zu katapultieren, neigen auch viele Frauen dazu, Angaben zur eigenen Person zu machen, die dazu führen, dass sie nur bei relativ wenigen männlichen Mitgliedern auf dem Radar erscheinen.
Sofern es sich mit Ihren Zielen und Vorstellungen deckt, könnten Sie gezielt nach folgenden Eigenschaften suchen:

- Frauen unter 1,65 m oder über 1,80 m
- Frauen mit kurzen Haaren
- Frauen mit der Figurangabe „normal“ statt „schlank“ oder „athletisch“
- Frauen mit Kind und/oder Kinderwunsch
- geschiedene Frauen
- Frauen, die „Ich bin neugierig“ statt „Ich suche einen Partner“ angeben…

Die höfliche Absage

Frauen zu finden und anzuschreiben ist eine Sache. Eine ganz andere Geschichte ist es, wenn Sie Ihre neuen Verehrerinnen wieder loswerden möchten. Dazu zählen reine Online-Bekanntschaften, aber auch Frauen, die nach einem Treffen mehr von Ihnen wollen, als es Ihnen gerade in den Kram passt.

Nicht nur aus dem Gesichtspunkt der Höflichkeit ist eine Absage mit Stil unerlässlich. Sie sollte nett, aber deutlich vermitteln, dass es Sie gefreut hat, die betreffende Dame kennen zu lernen, Sie aber leider nicht an weiterer Kommunikation interessiert sind und ihr alles Gute für den weiteren Lebensweg wünschen.

Keine klare Ansage zu machen provoziert unerwünscht viel Post, eine unhöfliche Absage auch.

Denn Online-Stalking ist gar nicht so selten. Es gehört für Sie als erfolgreichen Online-Verführer eigentlich zum guten Ton, dass sich die eine oder andere Frau in der Vorstellung verbeißt, Sie seien der Auserwählte. Je weniger Anonymität Sie aufgegeben haben/hatten (Anschrift, echte E-Mail-Adresse, Haupt-Handy-Nummer etc.), desto leichter können Sie im Zweifelsfall oder besser im Stalkingfall wieder abtauchen. Online-Dating-Portale bieten zudem eine praktische Schwarze Liste an. Mails von Frauen, die Sie auf Ihre Schwarze Liste gesetzt haben, werden automatisch abgeblockt.

Ihr Nickname: gute Namen, schlechte Namen

Beginnen wir da, wo Sie beginnen müssen, um sich anzumelden. Bei Ihrem User-Namen. Sie werden ihn als guten Freund brauchen. Wählen Sie Ihren Plattform-Namen so aus, dass Sie ihn gegebenenfalls auch als Freemail-Adresse einsetzen können. Erfinden Sie frei. Das erhöht die Wahrscheinlichkeit, dass der Name im Portal noch nicht existent ist – weder bei der Flirt-Börse, noch beim Mail-Account. Eine effiziente Herangehensweise, Tricks und Beispiele, auch schlechte Beispiele, finden Sie auf den folgenden Seiten:
Erfinden Sie frei nach sich selbst!
Denken Sie sich Ihren Lieblingsbaum. Sagen wir Eiche. Eiche wäre kein sehr guter Name. Aber: Encino (von spanisch „encina“, Oak (englisch), Chene (französisch) oder Querico (italienisch „Querica“).
Noch besser: Wählen Sie die Übersetzung des Namens aus dem Land, das Sie am liebsten bereisen. Werden Sie (und Sie werden) beim Mail-Kontakt danach gefragt, wie Sie auf den Namen kommen, haben Sie schon eine interessante Geschichte parat. Die von Ihrem Lieblingsbaum, der Eiche, weil Sie darunter (in Ihrem Lieblingsland) das schönste Mädchen aus (der Lieblingsstadt Ihres Lieblingslandes) geküsst haben.
Natürlich müssen Sie weder einen Baum wählen noch die Übersetzung in eine andere Sprache. Seien Sie kreativ. Vielleicht haben Sie eine Lieblingsblume, einen Fisch, eine Kameramarke, Nachspeise oder, warum nicht, Ihr Lieblingswerkzeug. Nennen Sie sich „Phasenprüfer“, oder nehmen Sie ein Accessoire aus Ihrem Sport: „Startblock“. Ist Ihnen zu lang? Assoziieren Sie frei: Aus „Phasenprüfer“ wird „Phaser“, aus „Startblock“ „Starck“, „Starbo“ oder „Artblock“. Das ist unverkrampft, weckt Neugierde und lässt auf einen nicht eben durchschnittlich kreativ begabten Menschen schließen. Scheint das schwer? Es ist ein Kinderspiel. Nehmen Sie sich einfach Zeit für Ihren Namen. Schließlich ist er das Erste, was Frauen von Ihnen zu lesen bekommen.

Oder schlagen Sie ein Buch auf, egal, ob die Klassiker der griechischen und römischen Mythen und Sagen, Ihren Lieblingsroman, ein Lexikon berühmter Menschen oder das Telefonbuch von New York. Selbstverständlich bietet auch Wikipedia einen schier unerschöpflichen Fundus an Möglichkeiten.
Es macht großen Spaß, sich einen einzigartigen Namen auszusuchen. Ihr Namen ist Ihr bester Freund! Sprache ist ein sehr machtvolles Instrument der Verführung – das wussten schon im Altertum Dichter wie Ovid und Horaz. Oder denken Sie nur an die Liebes-Prosa der großen alten klassischen Literaten wie Goethe und Schiller. Oder an die Werke der Klassischen Moderne von Rilke und Kafka. Worte wecken unsere Gefühle, üben Faszination auf uns aus und haben Macht. In der hohen Kunst übrigens ebenso wie in der Popliteratur der Gegenwart: Von Grönemeyer bis hin zu Die Ärzte, ganz zu schweigen vom weiten Feld des Hip-Hop und Rap – lassen Sie sich inspirieren, ganz wie es Ihnen gefällt und was Ihnen gefällt.
Selbstverständlich können Sie auch spielen, „anglizieren", „italienisieren" oder schlicht herumdrehen und nach Ihrem Belieben verändern oder mit selbstironischen Minderungen arbeiten. Aus Pfannkuchen wird Funkuchen. Sie sind Innenarchitekt und ein Bewunderer von Hundertwasser? Nennen Sie sich „99wasser", und Ihr außergewöhnlicher Nickname samt passendem Witz und einer kleinen Geschichte ist fertig.
Immer wenn Sie das Gefühl haben, „Das wäre jetzt auch ein toller Bandname", liegen Sie richtig. Vorausgesetzt, Sie würden sich als Bandleader mit dem Namen identifizieren können. Sie werden fündig werden. Exakt so funktioniert auch Naming in der Werbung: Einzigartig, markant, positiv – und mit einer Geschichte, hinter der in unserem Fall Sie stehen.

Gute Namen

Jeder Nickname hat einen Effekt. Obwohl wir nichts über einen Menschen wissen, ist es doch unglaublich, was wir mit dessen Nickname assoziieren und bereits unterbewusst bewerten oder kategorisieren. Ich habe hier kurz zusammengefasst, welche Assoziationen Sie mit folgenden Nicknames erwarten dürfen. Selbstverständlich können wir mit unserem Nickname auch positive oder witzige Impulse setzen, Spannung aufbauen und Neugierde wecken oder Charakterzüge andeuten:

· 49cent	Selbstironie
· hundertsassa	Selbstironie
· Densiejagen	Spannung
· BistDUgutgenug	Erwartungshaltung
· Encino	exotisch, mystisch
· Zabaionara	Freund internationaler Küche
· Whosum	mag Husum, kann Englisch
· Montague	Romantik, Bildung
· iGelb/iRobert	Humor, Mac-User
· Funtastic/Herrcooles	Abenteuerlust
· Bauknecht	weiß, was…

Keine guten Namen

Noch einmal: Geben Sie sich auf gar keinen Fall einen Username wie „Hammer69“, „6Hengst“ oder einen irgendwie anderweitig sexualisiert gearteten Namen.

Sollten Sie ihn sich verdient haben, *nachdem* Sie Ihre Partnerin gefunden haben, dürfen Sie sich selbstverständlich nennen lassen, wie *sie* möchte. Auch zu romantische oder „kuschelige“ Namensgebung lässt auf einen hohen Grad an Bedürftigkeit schließen. Verzweiflung aber ist ein schlechter Ratgeber und extremer Abtörner bei Frauen.

Hier noch eine Liste von Namen, die ungünstig sind – und warum:

Schmusebär… sagt uns, dass er eigentlich auch gerne mal Sex hätte, traut sich aber nicht – nur unter dem Deckmantel körperlicher Vertraulichkeiten. Drängt uns lieber ungefragt seinen Kosenamen auf; klingt nach fürchterlich langweiliger Couch-Potatoe und Klammer; ein beziehungstechnischer Offenbarungseid. „Bär“ weniger „groß und kräftig“ als Übergewicht und Schwerfälligkeit.

WillDichunbedingt…nimmt jede Frau unter jeder Bedingung. Das absolute Gegenteil eines Kompliments. Will Frau ganz und gar nicht.

WassermannsuchtEngel…lässt zwei Möglichkeiten offen: realitätsfremder Esoteriker oder im besseren Fall: „Ich weiß, dass Frauen auf Stern-

zeichen und Romantik stehen, damit kriege ich sie alle." Er hält Frauen offensichtlich für unterbelichtet und sucht vermutlich noch länger. jochen1977... sollte sich nicht noch einmal selbst mit seinem eigenen Vornamen strafen. Denkfaul oder absolut unkreativ, vor allem aber langweilig.
Warsteiner23... bierlaunig, bierselig, bierbäuchig. Warum nicht gleich Leberzirrhosi?
Sie haben Ihren Namen gefunden?
Probieren Sie ihn im jeweiligen Portal bei der Anmeldung aus. Ist er zufälligerweise bereits vergeben: Stark modifizieren oder noch mal suchen, es lohnt sich!

Ihr Profil mit Grips

Profilieren Sie sich! Ihr Profil muss sich diesen Namen verdienen. Werden Sie zu einer Minderheit. Es ist fast schon paradox, wie die meisten Männer, aus der scheinbar schützenden Distanz des World Wide Web, sich online völlig absurd benehmen. Wo es doch immerhin eine Tatsache ist, dass im Internet Frauen ganz klar auf Partnersuche sind. Ganz realistisch. Aus Daten können Dates werden – das ist die Realität, das muss man wissen.

Das können Sie besser

Immerhin. Eine vierzigprozentige Erfolgsquote bei Online-Flirts heißt, dass die absolute Mehrheit daheim bleibt. Der durchschnittliche Mann verhält sich beim Online-Dating einfach so, als wollte er alles – nur nicht ernst genommen zu werden.
Er sucht sich einen launigen Username, nennt sich Schmusebär217. Er meldet sich an, erstellt sein „Bin ganz schön verrückt Pferde stehlen"-Profil. Mit viel gemeinsam unternehmen, gerne kuscheln bei Kerzenschein – und will damit die völlig unbekannten Frauen verführen, die er in der nächsten Stunde aus dem Portal pickt. Ihnen schreibt der Schmusebär217 ein paar „Hey wie geht's"-Messages – oder verschickt ein und denselben generischen „Ich finde dich süß"-Text in größerem Umfang. Spam.

Schmusebär217 bekommt keine Antwort. Er gehört zu den 60 Prozent, denen auch das Internet nichts bringt. Er gehört eben zur Mehrheit.
Machen Sie Ihre Vorzüge klar deutlich. Aber geben Sie dabei niemals an und ziehen Sie – egal, wie gestählt Sie sind – Ihr Hemd nicht aus. Vor allem aber: Verwenden Sie niemals, wirklich niemals Standardsprüche à la „Carpe diem“. Frauen durchscannen Ihr Profil zuerst nach Ausschlusskriterien. Das wären die wichtigsten. Befolgen Sie nur diese wenigen Dinge, schlagen Sie schon eine beachtliche Menge von Mitbewerbern aus dem Feld.
Die in diesem Buch versammelten Techniken und Strategien sind erprobt. Das ist das Wunderbare am Online-Dating. Alles lässt sich sehr präzise analysieren. Nichts ist zufällig. Alles lässt sich nachprüfen. Es ist wie in der Formel 1. Ein um einen Millimeter falsch justierter Spoiler kann den Unterschied zwischen Sieg und Niederlage ausmachen. Beim Online-Dating ist es nicht anders. Jedes Wort, jede Nachricht, jedes Bild kann über Erfolg oder Nichterfolg entscheiden. Mit diesem Buch steigen Sie unmittelbar ins Cockpit eines Formel-1-Boliden.
Alles ist für den durchschlagenden Erfolg konzipiert. Für Ihren Erfolg. Sie werden Ihr Liebesleben komplett verändern. Noch einmal: Sie werden plötzlich so viele Verabredungen haben, dass Sie nicht mehr wissen, wie Sie das alles organisieren sollen. Oder Ihre Frau fürs Leben finden. Auf den folgenden Seiten erhalten Sie daher eine klare Vorgehensweise zum Anlegen Ihres Profils – mit Beispielen und kreativer Unterstützung.
Ich bin weder Kant noch Freud noch ein Freund der Psychologie. Und schon gar nicht der Psycholog*innen*. Lerne ich eine Psychologin oder Psychologiestudentin kennen, meldet sich umgehend aus meiner tiefsten Seele ein penetranter Fluchtreflex, der weder durch Musik- und Aromatherapien noch durch enthemmtes Tanzen kurierbar ist. Mein Trauma bleibt, wo es ist. Wie die meisten Männer behalte ich mein Innenleben am liebsten da, wo es hingehört, nämlich bei mir und für mich. Gut, ich habe Angst vor Höhe. Da muss aber nichts analysiert werden, House-Running fällt halt flach. Ein Barhocker soll mein Nanga Parbat sein. Genug davon.

Trotzdem leihen wir uns bei der Psychologie nützliche und probate Hilfsmittel und Werkzeuge zur Erstellung unseres Profils aus. Denn ohne ein solches erhalten wir keinen Zugang zu den Single-Börsen.
Sagt unser Profil zu viel oder zu wenig über uns aus, bekommen wir keine Dates. Wir sind witzig, selbstironisch, spontan, frech, charmant und mysteriös. Alles auf einmal.
Doch eins nach dem andern: Wir öffnen ein Word-Dokument. Denn so spontan wir auch sein mögen, wir konstruieren unser Profil sorgfältig, bevor wir die weltweiten Dating-Seiten rocken. Erst mal Alles mit der Ruhe. Alles prima und ohne Rechtschreibfehler. Später übertragen wir unsere Texte per copy & paste. So einfach – und für jeden Single-Börsen-Eintrag von der Festplatte aus abrufbar.
Jetzt geht's los:

Ihr Motto (oder Statement)

Worum geht es eigentlich bei der Frage nach dem Motto? Ich meine, wer hat, braucht oder will schon wirklich so was wie ein Motto durch sein Leben oder seine Beziehungen schleppen? Niemand. Trotzdem nützt uns die Beantwortung der Motto-Frage.

Ein Motto. Ein Werkzeug.
Sehen wir es aus der Sicht der Marketingmenschen und nennen kurzerhand das Motto unseren Slogan. Oder Claim. Eine Behauptung. In den meisten Fällen ein recht schwammiges Nutzenversprechen an den Kunden. Probieren wir es aus, ob Claims dabei nutzlos sind oder wirken.
Es geht los:

- „Nichts ist unmöglich."
- „Just do it."
- „Ich liebe es."

Funktioniert, oder? Sofort erscheinen, ausgelöst durch den Claim, die Marke und zugehöriges Logo vor unserem geistigen Auge. Auto, Turnschuh und belegte Brötchen – und zwar nicht irgendwelche, sondern eben Toyota, Nike und McDonald's.

Positiv prägen. Nichts anderes werden wir tun. Zusammen mit unserem Namen und Bild, profilieren wir uns durch einen einzigartigen, passenden und positiven Claim. Sehen wir uns aber zuerst die Kardinalfehler der Konkurrenz an.
Wer für alle Zeiten allein bleiben will, dem empfehle ich folgende Inhalte: „Zu zweit ist alles schöner…“, „Liebe, Sex und Zärtlichkeit…“. Schlimm, aber oft gesehen, ist ein negativ geartetes Statement à la „Fakes werden nicht beantwortet…“ oder „Ich finde es blöd, dass Männer hier nur als Mitglied…“. Da könnte man auch gleich als Motto wählen: „Erstens bin ich einsam, zweitens notgeil und drittens ein Nörgler.“
Sich als einsamen, notgeilen und notorischen Nörgler zu outen wäre zwar auch irgendwie einzigartig, aber nicht exakt das, was Frauen aus dem Stand heraus überzeugt.

Für wenig Überraschung sorgen auch die Top Ten der Männer-Mottos:

- „Carpe diem“.
- „Genieße jeden Tag.“
- „Leben und leben lassen.“
- „Man sieht nur mit dem Herzen gut. Das Wesentliche ist für die Augen unsichtbar.“
- „Ein Tag ohne Lachen ist ein verlorener Tag.“
- „Geht nicht, gibt's nicht.“
- „Hol mich hier raus.“
- „Überleg ich mir noch.“
- „Keins.“
- „Brauch ich nicht.“
- „Träume nicht dein Leben, sondern lebe deine Träume.“

Seien Sie bitte griffiger. Mehr ist es nicht. Denn wie gesagt, die wenigsten Menschen verfügen über ein echtes Motto. Auch brauchen wir keine Werbeagenturen, um uns ein kleines, passendes Sätzchen aus dem Finger zu saugen. Keine Marktanalyse, nichts. Wir wollen auch nicht viel Zeit für das Motto verschwenden. Je konstruierter und durchdachter unser Sätzchen wirkt, desto verkrampfter auf der Suche (und sei es die Suche

nach unbedingter Originalität) wirken wir. Je spontaner unser Motto, desto spontaner der Eindruck, den wir hinterlassen. Wir haben schier unendliche Möglichkeiten für uns, ein Motto zu formulieren (abgesehen von den oben genannten No-Gos). Ebendieser Aufwand schreckt die meisten Schmusebären bereits ab und bringt sie ins weite Feld der Loser. Ein lustiges Sätzchen. Ein Buchtitel wie „So Long, and Thanks For All the Fish“. Das ist nett. Erfüllt bereits seinen Zweck. Und gibt erstens einen Hinweis darauf, dass wir Douglas Adams lesen, sei es im Original oder auf Deutsch, und zweitens unserer Flirtpartnerin eine dankbare Vorlage für spätere Kommunikationsinhalte.
Machen wir es uns also einfach: ein Lieblingsfilm, -buch, -künstler oder -song oder, warum nicht, ein Werbetext. Wir suchen kurze, witzige oder markante Passagen, die wir entweder so übernehmen oder, besser, ein bisschen originell verändern.

Beispiel aus der Werbung:

- Aus „Ich will so bleiben, wie ich bin. Du darfst.“
- wird „Ich will so werden, wie ich war. Du darfst.“.
- Oder: „Du willst da bleiben, wo ich bin. Du darfst.“

Beispielzitate:

- „*Ich denke sowieso mit dem Knie.*“ (Joseph Beuys)
- „*Ein Leben ohne Mops ist vorstellbar, aber sinnlos.*“ (Loriot)
- „*Guter Sex ist, wenn selbst die Nachbarn danach eine rauchen.*“ (unbekannt)
- „*Seid tapfer. Aber lasst es euch nicht anmerken.*“ (unbekannt)
- „*Der Vorteil der Klugheit besteht darin, dass man sich dumm stellen kann. Das Gegenteil ist schon schwieriger.*“ (Kurt Tucholsky)
- „*Manche Männer bemühen sich lebenslang, das Wesen einer Frau zu verstehen. Andere befassen sich mit weniger schwierigen Dingen, z. B. der Relativitätstheorie.*“ (Albert Einstein)

Richtig herrlich albern ist es übrigens auch, bekannte Sprichwörter durcheinanderzuwerfen. Hier einige Beispiele:

- „Auch ein blindes Huhn schadet nur."
- „Ein gebranntes Kind stinkt vom Kopf her."
- „Andere Mütter haben die dicksten Kartoffeln."
- „Mit Speck fängt man eine Mücke."
- „Wer zuletzt lacht, den bestraft das Leben."
- „Der Klügere kommt beim Essen, bis er bricht."
- „Der Ton macht erfinderisch."

…und gut. Ich muss mich bremsen. Es gibt schließlich noch mehr Möglichkeiten (nämlich unendlich viele), die Ihnen eventuell näherliegen.
Ihr Hobby ist z. B. Surfen? Dann könnte Ihr Motto sein:

- „Eddie would go."* oder „Hang loose".

Es bringt wie gesagt nichts, sich zu lange mit dem Motto-Thema aufzuhalten. *Ungezwungenheit* ist der Schlüssel. Also auch keine tieferen Weisheiten hineinpacken. Nichts Grüblerisches, nichts „in Moll".
Sollte ein Portal außer Ihrem „Motto" keinerlei Textfelder bieten, in denen Sie sich selbst beschreiben können, liegt die Sache allerdings ganz anders. Dann übernimmt das Motto für Sie die Funktion „Über mich" und damit die Signalfunktion Ihrer Darstellung.

Welche Trigger müssen Sie bedienen?

Die meisten Online-Portale geben Ihnen die Möglichkeit, ein paar Zeilen über sich zu schreiben. Wer hier nicht zugreift, vergibt seine besten Chancen. Es ist ein bisschen wie beim Pokern: Wer gute Karten bekommt, hat gute Chancen zu gewinnen. Nur, dass Sie sich in diesem Fall Ihre Karten aussuchen dürfen. Stellen Sie sich Ihren Royal Flush selbst zusammen. Vielleicht haben Ihre Konkurrenten ein paar Asse auf der Hand, weil Sie sehr gut aussehen, eloquent schreiben, von Natur aus witzig sind oder viel Geld in Aussicht stellen können. Oder sogar alles zusammen. Vier Asse verlieren trotzdem gegen den Royal Flush. Er ist Ihre Straße zum Jackpot.

---

* Eddie Aikau ist eine Surflegende († 1978). Wenn Wellen besonders hoch sind ermutigen sich die Surfer noch heute mit der Redewendung „Eddie would go" – Eddie würde jetzt hinausgehen

Entscheidend ist die Strategie beim Erstellen unseres Profil-Textes. Es interessieren uns vor allem die Attribute, welche die große Mehrzahl der Frauen automatisch checken. Das sind die Karten, mit denen wir uns ins Spiel bringen.
Die Trigger, die es zu bedienen gilt:

1. Soziales Prestige

Gute Manieren sind ein sehr offenkundiges Kriterium, um jemanden einer sozialen Schicht zuzuordnen. Ein wichtiger Parameter hierfür ist beim Schreiben natürlich eine perfekte Orthographie. Rechtschreibprüfung ist Pflicht. Achten Sie ebenso auf Ihren Schreibstil: eventuelle Wortwiederholungen vermeiden. Verzichten Sie komplett auf Emoticons ☺. Ebenso tabu sind Wörter wie „fuck“, „Scheiße“ oder „geil“, Wortverkrüppelungen wie „nix“ und Akronyme wie „lol“, „gg“ etc.

2. Soziale Verankerung

Keine soziale Verankerung hat, wer allein zu Hause sitzt. Ihr Text lässt also durchblicken, dass Sie mit Menschen interagieren, einem interessanten Hobby nachgehen oder auf Ihr ausgefülltes Sozialleben (Club, Tanzen und Ausgehen, Dates) schließen lässt. Sind Sie übrigens sozial engagiert, wäre das ein Pluspunkt, den Sie nicht unerwähnt lassen sollten – sei es als Weihnachtsmann, im Tierschutz oder bei einer karitativen Einrichtung. Zeigen Sie Bandbreite und Tiefe, brechen Sie Klischees. In jeder Hinsicht. Vielschichtigkeit ist sexy: der erfolgreiche Anwalt, der auf Anti-Atomkraft-Demos geht. Der Martial-Arts-Freak, der behinderten Kindern Geschichten vorliest. Überraschungen funktionieren auch leiser. Der Banker steht auf Punkrock. Der Profisportler besucht anspruchsvolle Lesungen. Ein Mathelehrer, der in der Rockband die Gitarrensau herauslässt. Das ist – für jeden in seinem Rahmen – cool.

3. Ehrlichkeit

Echte Verführer sind immer ehrlich. Sie sind mit der Realität zufrieden und stellen sich nicht dar, wie sie vielleicht von außen gesehen werden möchten. Sie sind, wie sie sind. Als Opinion-Leader (Meinungsführer) darf man sich Ihnen anschließen, was Ihnen allerdings herzlich egal ist. Sie brauchen keine weitere Bestätigung.

Seien Sie möglichst authentisch. Frauen verfügen über ein nahezu untrügliches Gespür für Übertreibung, Unwahrheiten und Angeberei. Erfinden Sie also weder Reichtümer noch physische oder psychische Attribute, die Ihnen bei der allerersten Nachfrage schon um die Ohren fliegen. In 99 Prozent aller Fälle geben Frauen an, dass sie einen „ehrlichen Mann" für ihre Beziehung suchen. Diesen Punkt sollten Sie ernst nehmen. Der weibliche Verstand funktioniert nämlich (anders als der männliche) als Wachposten ihrer Sexualität. Geht im Kopf die Tür zu, wird sich auch sonst nirgends eine Pforte öffnen. No way.

4. Treue

Sprechen Sie nicht von „Frauen". Sie suchen *die Frau.* Die Auserwählte, Einzigartige, für die Sie durchs Feuer gehen. Jammern Sie nicht über Ihre Ex, wie fies auch immer Ihnen das Leben (oder die Ex) mitgespielt haben mag. Treue lässt sich nur schwer allgemein definieren. Dennoch sehen es Frauen als Bruch, wenn Sie sich über Ihre Ex negativ äußern. Beschreiben Sie lieber die Beziehung, die Sie sich wünschen.

5. Humor

Humor zeugt von Intelligenz. Die bloße Behauptung, man hätte Humor, genügt nicht. Ebenso wenig ist es für Sie nützlich, ständig ins Alberne abzudriften. Humor ist wie das Salz in der Suppe. Überlassen Sie die Rolle des Portalkaspers anderen. Ab und an eine witzige Zeile soll Ihnen an dieser Stelle genügen. So wichtig Humor auch ist: Inflationärer Umgang verkehrt die Wirkung (Intelligenz) ins Gegenteil (Dummheit). Auch wenn Sie hier sehr viele Anregungen finden, lustig zu sein, nutzen Sie Humor mit Bedacht.

6. Dominant-männliche Haltung

Nehmen wir Robbie Williams. Der macht keinen Hehl daraus, dass er im Umgang mit Frauen der Bad Boy ist. Auf seinen Bauch hat er sich Schwalben tätowieren lassen, die auf sein Gemächt weisen („swallow“ heißt nicht nur „Schwalbe“, sondern auch „schlucken“). The Top of Geschmacklosigkeiten. Und trotzdem verzückt er Frauenherzen quer durchs Gemüsebeet. Seine Illusion: Witz und Flegel, Erfolg und Skandal, Charme und Bad-Boy-Image. Und jede Menge Platz für Illusionen. Das ist die Mischung, die Frauenherzen höher schlagen lässt. Unter amerikanischen Verführungskünstlern wird diese Strategie „Cocky & Funny“ genannt. Die Idee dahinter: Viele Frauen, gerade die gut aussehenden, suchen nicht den netten Kerl, sondern eher den Typus Mann, der Unberechenbarkeit, Narzissmus und Egoismus ausstrahlt nach dem Motto: „Ich bin so einer, vor dem deine Mutter dich immer gewarnt hat.“ Die unterschwellige Botschaft: Ich bin anders. Ich bin erfolgreich (bei Frauen). Ich stelle hohe Ansprüche. Ich wähle aus. Was Frauen daran anzieht: die dominant-männlichen Eigenschaften wie Zielstrebigkeit, Unabhängigkeit und Souveränität. Denn genau so einen Mann wünscht sich im Grunde jede Frau.

Ihr „Über mich“

Die richtige Tonart für den perfekten Online-Flirt lautet daher: charmant, witzig, frech, kombiniert mit der nötigen Portion Bad-Boy-Image. Auf die richtige Mischung kommt es an. Welche Mischung für Sie die richtige ist und für Sie funktioniert, finden Sie am besten selbst heraus. Hier einige Beispiele:

Die *Cocky-&-Funny*-Variante:

„Ich bin interessant und erfolgreich. Jung genug, um es zu tun, und alt genug, um zu wissen, wie.“

„Ehrlich“, aber vor allem witzig:

„Wie wir uns kennen gelernt haben? Das glaubst du nicht. Ich? Im Internet? Nie und nimmer! Bin nur mal so zum Gucken rein, aus Langeweile, schließlich habe ich Freunde, Freundinnen, Familie, Hobbys und ein ausgefülltes Leben. Tja. Und dann hab ich (Ihr Nickname) gefunden! Als ich über folgende Zeile gestolpert bin: Wie wir uns kennen gelernt haben?“

Witzig:
„Eine der lustigsten Methoden, eine Frau anzusprechen, finde ich folgende: Man sagt ‚Ich ruf dich an.‘ Nachdem man ihr ein Prepaid-Handy in die Hand gedrückt hat und davonmarschiert. Hätte ich mir nur vorher die Nummer aufgeschrieben, säße ich jetzt auch nicht hier…“

Arrogant und witzig, hohes soziales Prestige:
„Erst haben meine Eltern in meine Bildung investiert, ich besuchte die besten Schulen. Dann investierte ich selbst in mich, studierte, ergriff einen Beruf, wurde erfolgreich, erreichte einen hohen sozialen Status, gewann eine Menge Freunde und Freiheiten. Und dann trifft mich das Schicksal in vollster Härte: Du klickst einfach mein mühsam zusammengeprahltes Profil weg! Das mache ich jetzt auch. Dann sind wir wenigstens quitt.“

Hohe Erwartungshaltung, witzig verpackt:
„Meine Wunschpartnerin sollte am besten reich, sexy und Besitzerin einer Villa am Strand sein. Ansonsten bin ich eigentlich nicht wählerisch. Obwohl…habe ich schon erwähnt, dass ich ein Faible für blaue Augen, blonde Haare und eine Superfigur habe? Und wenn ich schon dabei bin, sollte ich noch darauf hinweisen, dass es schon entscheidend wäre, wenn du pflegeleicht bist. Aber mal abgesehen davon, stelle ich im Grunde keine besonderen Ansprüche. Es ist auch nicht unbedingt notwendig, dass du dich in Jeans und T-Shirt genauso wohl fühlst wie im Abendkleid. Es ist nur wichtig, dass du mindestens ein Outfit zum Wechseln hast. In Hinblick auf deine Größe habe ich mir Folgendes überlegt: Wenn ich mir die anderen Profile so ansehe, ist es offenbar wichtig, dass kleine Frauen sehr große Männer haben. Vielleicht hat das etwas mit dem Wechseln von Glühbirnen zu tun. Wenn du also nicht mindestens zwei Meter groß bist, dann brauchst du dich gar nicht erst zu bewerben. Ich selbst bin nämlich nur 1,80 Meter, fände es aber großartig, wenn du das mit dem Glühbirnenwechseln in Zukunft übernehmen könntest. In meiner Wohnung gibt es nämlich unzählige Deckenlampen.

Übrigens, wenn du einfach nur das nette Mädchen von nebenan bist, dann sag mir doch bitte, wo das genau ist, dann kann ich mal vorbeischauen. Manche sagen ja, man sollte sich nur an die Frauen halten, die reich und gut aussehend sind und deren Vater am besten Immobilien besitzt oder sonst irgendwie vermögend ist. Damit könnte man auch bei mir punkten. Letztlich ist es mir aber völlig egal, wie du dir deine Extrapunkte verdienst, Hauptsache, du kriegst sie alle zusammen. Mein persönliches Minimum liegt bei 745 Punkten."

Hohe Anspruchshaltung, Herausforderung bieten:
„Wenn du witzig, intelligent, kritisch, hübsch, gepflegt, sportlich, schlank, eloquent, selbstständig, treu und ausgeglichen bist, aber einen Haken an der Sache suchst – hier bin ich."

Die Pseudo-Testimonial-Variante:
Ein alter Trick ist es, Freunde zu zitieren, um nicht zu offensichtlich mit irgendwelchen tollen Eigenschaften anzugeben, aber dennoch das ein oder andere positive Detail zu erwähnen. „Meine Freunde zumindest sagen, ich wäre…". Ziemlich einfallslos. Wie wär's, wenn wir einen fiktiven Freund erfinden, der sich mit angeblich sachkundigen Hinweisen zu Ihrer Person äußert?

- „*Er ist vermutlich viel größer als auf dem Foto.*"
- (Napoléon Bonaparte)
- „*Relativ gesehen, ein ganz smarter Typ.*" (Albert Einstein)
- „*Lustiger Typ, leider passte er optisch nicht ins Team.*"
- (Stan Laurel und Oliver Hardy)
- „*Eine ehrliche Haut, ich hätte auf ihn hören sollen.*"
- (Judas Ischariot)
- „*Mit ihm wäre vermutlich manches besser gelaufen.*" (Julia Capulet)

„100 Fragen" – und die passenden Antworten

Sehr vielfältig und typisch ist der Fragenkatalog bei Finya.de. Hier finden Sie quasi alle Fragen, die Ihnen auch auf anderen Portalen gestellt werden.
Beantworten Sie nicht alle 100 Fragen – Sie erwecken sonst den Eindruck, nichts Besseres zu tun zu haben. Geben Sie also nur Antwort auf die Auswahl, die Ihnen persönlich wichtig erscheint: Sie glauben z. B. an Astrologie – dann beantworten Sie die entsprechenden Fragen. Oder eben nicht. Stereotype Antworten auf stereotype Fragen langweilen schnell. Ich habe mir deswegen die Mühe gemacht, die gebräuchlichsten Antworten für Sie aufzuspüren, damit Sie die Gefahr der unfreiwilligen Nachahmung weitgehend ausschalten können.
Schreiben Sie knackig und pointiert! Sie erhalten zu jeder Frage nützliche Beispiele und Alternativen, die Ihrem eigenen kreativen Prozess als Impuls dienen. Außerdem lernen Sie, wie Sie einzelne Fragen untereinander verknüpft beantworten und sehr nützliche, intelligente „Running Gags" einbauen. Diese Möglichkeit der Ganzheitlichkeit und des Spannungsbogens sollten Sie nicht – wie die meisten Ihrer Mitstreiter – ungenutzt verstreichen lassen.
Ihre Performance bedient abwechselnd sämtliche genannten relevanten Trigger und führt zu einem komplexen Gesamtbild Ihrer Persönlichkeit. Den Rest erledigt das Unterbewusstsein der Frau für Sie. Wo es in den ersten Zeilen zum harmlosen „Ich bin o.k, du bist o.k." kommt, steigert sich im Verlauf das Interesse an Ihren Antworten, schließlich an Ihrer Person, bis Sie einen Sympathiefaktor erreichen, der alles andere als Gleichgültigkeit weckt. Der Kontakt mit Ihnen wird zu einem emotionalen Wunsch – nicht selten der erste Schritt in die Verliebtheit. Die Projektion ist perfekt.

Liebe und Partnerschaft

Was halten Sie von Treue?

Diese Frage eignet sich ausgezeichnet dafür, auf eine Antwort zu verzichten. Denn wer hält schon nichts von Treue? Andererseits besteht die Möglichkeit zu einer echten Punktlandung, da Treue zu den wichtigsten Triggern bei Frauen zählt. „Viel", „ganz wichtig", „essenziell" etc.

sind hundert- und tausendfach genannt – und gleichsam langweilig wie unglaubwürdig. Wenn Sie sich also zum Thema äußern wollen, tun Sie das. Selbstverständlich kann hier leiser Humor wirken, indem man mit der Unsinnigkeit der Frage (!) spielt. Da Sie Ihr Profil, sooft Sie wollen, verändern können, dürfen Sie diese Frage auch hintanstellen und dann beantworten, wenn Ihnen etwas wirklich Smartes einfällt.

- „Mein Problem ist nicht, treu zu sein, sondern die Frau zu finden, der ich treu sein kann." (angelehnt an ein Zitat von Marlene Dietrich)
- „Das ist das A und O und die AOK einer jeden Beziehung."
- „Nur für Flegel eine Floskel."
- „Das Verhältnis von Treue zur Reue verhält sich exakt wie Sex zur Ex."
- „Ich halte viel von persönlichem Verantwortungsbewusstsein für die eigene Handlungsweise."

Was ist für Sie ein Trennungsgrund ohne Diskussion?

Wer will beim Flirt schon von Trennung sprechen? Beantworten Sie diese Frage möglichst auf positive Art und Weise.

- „Ich meide lange Diskussionen. Aber einen Trennungsgrund ohne Gespräch kann ich mir beim besten Willen nicht vorstellen. Das wäre ein bisschen so, als würde man ‚Titanic' gucken, und keiner fällt am Schluss ins Wasser."
- „Wer keinen Grund hat zu bleiben, der braucht auch keinen, um zu gehen."
- „Trennung ohne Diskussion? Das geht? Hätte jemand Spaß daran, das mit mir ein paar Mal zu üben? Auch wegen der anschließenden Versöhnung."
-

Glauben Sie an Liebe auf den ersten Blick?

- „Wenn der ‚erste Blick' ein paar Jahre dauert…"
- „Ich glaube an die Verliebtheit auf den ersten Blick."
- „Nicht mehr seit der Zeit, als ich noch Zettel verteilte, auf denen ‚Willst du mit mir gehen, vielleicht, weiß nicht' draufstand."
- „…nein und schon gar nicht auf den ersten Klick."

Glauben Sie an Liebe auf den zweiten Blick?

- „Dauert der zweite Blick zu lange, hat man schnell einen guten Kumpel mehr, statt einer Freundin."
- „Wenn das die Alternative zur Liebe auf den ersten Blick ist: klar."

Welche war Ihre schlimmste Abfuhr?

- „Immer die letzte."
- „Da war jener schicksalhafte Dienstag, als mir meine erste Freundin mitteilte, sie könne es keine Minute länger mit einem Chefchaoten wie mir aushalten... Und dann der niederschmetternde Mittwoch, an dem mir meine zweite Freundin unter Tränen eröffnete, mit einem Wirbelwind wie mir könne sie einfach nicht Schritt halten... Ach, und nicht zu vergessen, jener erschütternde Donnerstagmorgen, an dem mich meine dritte Freundin verließ, da sie sich einem Energiebündel wie mir leider nicht gewachsen fühlte.*"
- „...und jetzt flieg weiter, Bienchen! (Ich war als prächtige Blume verkleidet.) Eigentlich war das Bienchen ein Hummelchen."

Wie gehen Sie mit einer Trennung um?

- „Aber der Freitag war schön, da kamen alle meine drei Freundinnen zurück und erklärten einstimmig, dass bei den anderen Kerlen einfach nix los sei.*"
- „Möglichst behutsam. Aber *ihr* sage ich ganz deutlich, wie groß ihr Hintern in echt ist."
- „Alles, nur keine Freunde bleiben..."
- „Ich brate mir Spiegeleier. Und fühle mich auch sonst wie Mutter Beimer."
- „Viel gesammelter als Jack Nicholson in *Shining*."
- „Ich rede wochenlang dummes Zeug."
- „Ich räume meinen Hormonhaushalt auf, taue meinen Coolschrank ab und gehe in den Wein-Keller".

---

* Hier ein erstes Beispiel für verknüpfte Antworten und Running Gags.

- „Ich backe mir einen Hund und gehe mit meinem Kuchen spazieren oder schlage mir ein paar Pfannen in die Eier, lecke meine Freunde und betrinke mich mit meinen besten Wunden."

Wie sieht für Sie ein ausgefülltes Liebesleben aus?

- „Ausgefüllt kommt von ‚füllen'. Da genügt der Platz hier nicht."
- „So, dass sich mein Wunsch nach dem gemeinsamen Altwerden mit dir unauslöschlich breitmacht."

- „Die Antwort auf diese Frage will ich der breiten Öffentlichkeit auf jeden Fall schuldig bleiben. Das wird von mir allenfalls bei einem Tête-à-tête beantwortet und auch nur dann, wenn ich dir ausreichend über den Weg traue."

Was ist das „gewisse Etwas", das sie haben muss?

- „‚Gewisse Etwasse' lassen sich nicht in Worte fassen. Sonst wären es keine solchen, sondern einfache Attribute."
- „Das sage ich dir, wenn du es hast. Auf Verlangen auch in Versform."
- „Zauber muss sein. Bezaubert bin ich, wenn ich sogar den Krümel irgendwie prima finde, der dir an der Wange hängt."
- „Das zu beschreiben wäre etwa so, wie Algorithmen vorzutanzen."

Was lässt Sie heute noch erröten?

- „Meine aktiv dilatierenden Beta-Fasern des Sympathikusnervs nach einer Visite im Fettnapf."
- „Ein Platz an der Sonne."
- „Wenn ein Witz betreten im Raum stehen bleibt."
- „Stolpern, ausrutschen, Kopf anhauen, neben den Ball treten."
- „Wenn ich einen neuen Kunden zufällig in der Bar treffe und mit einem alten Kumpel verwechsle."
- „Der Einkauf größerer Mengen Toilettenpapier."

Würden Sie Ihrem Partner aus einem Buch vorlesen?

- „Wenn du die Richtige bist, würde ich dir vielleicht sogar ein Buch schreiben."
- „In verschiedenen Stimmlagen und im Zweifellsfall sogar entsprechend kostümiert."
- „Ja, das würde ich. Mit meiner tiefsten Erzählstimme."
- „Meiner Freundin – wann immer sie es wünscht. Mein Partner soll zusehen, dass er arbeitet."

Lebensstil

Was tun Sie zu Ihrer Entspannung?

- „Ich rege mich nicht auf."
- „Bei Stress in der Freizeit arbeiten. Bei Stress in der Arbeit – den Schuldigen anprangern."
- „Ich putze. Ist schon geputzt? Dann gehe ich joggen. Hm, war ich auch schon. Gut, dann eben Holz hacken. Ach so, ist Sommer. Na, dann entspanne ich eben nicht und hänge einfach ein bisschen so herum."
- „Ich frage meine Putzfrau, wie die Hochzeit ihres Sohnes jetzt mal ganz genau war."

Wie ist Ihr Wohnstil?

- „‚In echt bist du doch schwul, oder?' – muss ich ab und an hören."
- „Multikulturell und – epochal. Mit einem Hauch Schweden."
- „Nach einer halben Stunde reinen Wohnens wird mir meist langweilig, und ich ändere meinen Wohnstil."

Welchen Stellenwert nimmt Shopping für Sie ein?

Seien wir ehrlich. Für die Mehrheit von uns Männern ist Shopping (also stundenlanges Irrlichtern durch Konsumgegenden in weiblicher Begleitung) ein Gräuel. Das Problem: Sich darüber lustig zu machen ist ein No Go. Der Großteil aller Frauen beantwortet diese Frage mit „Ich bin eine Frau!" Diese absolute Mehrheit nutzen wir – für unsere Werbung.

- „Ich laufe Marathon. Ich kann im Auto nach Spanien fahren, ohne eine größere Pause zu machen. Beim Zahnarzt verzichte ich auf Spritzen. Ja, ich kann dich beim Shopping begleiten, ‚schnell die drei Teile in einer anderen Größe holen' und dir die Tüten tragen. Aber dich dabei beraten? Das ist mir zu hart."
- „Ein lässiges Outfit ist das Ergebnis harter Recherche."
- „I've got two strong arms, I can help…"
- „Solange ich Läden mit einem ‚&' in der Mitte meiden darf, bin ich dabei."
- „Ich hasse Einkaufen und liebe es, neue Sachen zu tragen."

Wie sieht ein perfektes Wochenende für Sie aus?

- „Natürlich scheint die Sonne mild. Freunde holen mich zum Ausflug in die Berge ab, der Kaiserschmarrn ist perfekt, und am Abend freue ich mich auf die Verabredung mit der Frau, bei der es beim ersten Date schon mächtig laut geknistert hat."
- „So perfekt, dass ich Montag und Dienstag immer noch leise grinsen muss."
- „Rückblickend muss ich sagen, dass die perfektesten Wochenenden immer die waren, die mich, ganz ohne geplante Aktionen und Vorhaben, plötzlich mit dem Montag überrascht haben."

Was sind für Sie gute Manieren?

- „Wertschätzung zeigt sich auch in kleinen Details."
- „Gute Manieren sind, wenn man einer Frau in genau den Mantel hilft, den sie schon immer haben wollte."
- „Ich habe die besten Schulen besucht und bewege mich sicher, selbstverständlich und eloquent in jeder Gesellschaft. Aber wetten, ich kann trotzdem schmutzigere Witze erzählen als du?"

Welche Trends finden Sie zurzeit spannend?

- „Das graue Haar, da an meiner Schläfe."
- „Trends in welchem Bereich? Politik, Kultur und Kunst, Wirtschaft, Wissenschaft oder Technik? Molekularkocherei? Oder den Trend zur Übertreibung?"

- „Dass Feuchtgebiete einen Jakobsweg verdrängen können."
- „Ich finde es nicht unspannend, dass in meinem Garten bald Dattelbäume wachsen könnten."
- „Defibrillatoren in U-Bahnhöfen."

Interessieren Sie sich für Sport?
Und? Interessieren Sie sich für Sport? Weder ein Ja noch ein Nein, noch irgendeine gängige Sportart wirken großartig polarisierend. Nur eine Sache: Schreiben Sie nicht einfach „Fußball". Denn schon sitzen Sie im Kopfkino der Frauen so da: im Schiesser-Feinripp auf dem Sofa und mampfen Chips. Unsexy.

- „Allein Sport gucken ist nur gut für Rentner (und für die auch nicht). Wenn schon nur zusehen, dann nur, wenn es auch vor dem Fernseher lustig wird."
- „Immer wenn Eisstockschießen (Curling) kommt, stelle ich den Ton ab und lege dafür was von *The Cure* oder *Sisters of Mercy* auf. Das führt zu lustigen Effekten und lädt Freunde zum Mittanzen ein."
- „Um ehrlich zu sein: Ich interessiere mich mehr für das Doping."

Treiben Sie aktiv Sport? Wenn ja, welche Sportarten?
Hier gilt Gleiches wie oben. Sollten Sie jede freie Minute für Ihre sozial unverträgliche Teilnahme am nächsten Triathlon nutzen oder bei kleineren Spaziergängen schon überpacen: Lügen Sie. Bitte. Und ändern Sie vielleicht etwas daran.

- „Ich stehe am Wochenende früh auf und gehe eine Stunde laufen. Bei Wind und Wetter, auch wenn ich vorher gefeiert habe. Was du davon hast? Einen fitten, geduschten Mann, der dir frische Brötchen zum Frühstück direkt ans Bett serviert."
- „Sport und Sex hat für mich viel gemein. Nicht nur, dass beides zu zweit schöner ist. Sondern auch, dass man keucht, schwitzt, sich freiwillig völlig verausgabt und ein gemeinsames Ziel vor Augen hat. Vor dem man dann herumtrödeln muss, weil man aus lauter Liebe auf die Frau wartet."

- „Sportlich gesehen bin ich leider kein Exot. Aber eben auch kein Sportfachidiot. Im Winter stehe ich auf Brettern, im Sommer findet man mich am See, im Meer (auch auf Brettern), auf Inlinern durch den Park gondeln – und den Rest des Jahres gehe ich, wenn ich Lust habe, joggen oder ins Hallenbad. Jetzt nenn' mich fad."
- „Freeclimbing, Apnoe- und Tiefseetauchen, Downhill-Biking, Triathlon und Free Fight. Das alles überlasse ich anderen. Und gehe derweil gemütlich Rad fahren oder joggen und hebe mir mein Testosteron für später auf."

Wovon würden Sie sich für kein Geld der Welt trennen?

Noch einmal zur Auffrischung: Sie müssen die richtigen Knöpfe drücken, um sich in die Pole-Position bei Frauen zu bringen. Soziale Verankerung, soziales Prestige, Ehrlichkeit, Treue (Familiensinn), Humor und Dominanz. Gerade die Antwort(en) auf diese Frage bietet(n) Ihnen dazu alle Möglichkeiten. Allerdings ist auch hier der Standardsatz die schlechtere Wahl.

- „Auf gar keinen Fall würde ich mich von dem offensichtlich behinderten Pferd trennen, das meine kleine Nichte aus Knetgummi für mich gebastelt hat."
- „Ich kenne da einen Witz. Der ist so versaut, dass ich ihn lieber für mich behalte."
- „Von meiner Fähigkeit, meinen Unterhalt mit sozial verträglichem Zeitaufwand zu verdienen."
- „Von meiner neuesten Erkenntnis möchte ich mich nicht mehr trennen: Als meine Putzfrau neulich die Küche frisch gewischt hatte, habe ich erkannt, dass ich eigentlich ganz gut übers Wasser laufen kann."

Welche (technischen) Gimmicks mögen Sie?

- Mehr als die Hälfte aller Antworten enthalten ein Gimmick, das mit einem kleinen „i" beginnt. Halten Sie also die Pods, Phones und Tunes zurück.

- „In Anbetracht meines langen Weges zum nächsten Bäcker sehe ich der Entwicklung des Teilchenbeschleunigers mit allerhöchstem Interesse entgegen.“
- „Ich habe neulich *Tatort* geguckt, und da wurde mir ein bisschen langweilig. Beim Herumspielen an meiner Fernbedienung habe ich dann einen Knopf entdeckt, bei dem, wenn man ihn drückt, rein gar nichts passiert. Ist das ein
- technischer Gimmick?“
- „An und für sich mochte ich die technischen Gimmicks von Daniel Düsentrieb immer am allerliebsten.“
- „Ich bin grundsätzlich offen für jeden Schnickschnack.“

Fragen zum Charakter

Sind Sie ein eifersüchtiger Mensch?

- „Auch wenn es als temperamentvoll gilt, kenne ich Eifersucht (auch von mir) eher als Zeichen von mangelndem Selbstbewusstsein.“
- „‚Süchtig‘ trifft es irgendwie nicht.“
- „Wenn ich betrogen werde, bringt Eifersucht mir auch keine Treue. Wenn ich nicht betrogen werde – wozu dann die Eifersucht?“
- „Stufenlos regelbar.“

Mögen Sie spontane Begegnungen?

Diese Frage sollte man bei eindeutig sexuellen Single-Portalen besser mit „ja“ beantworten. Bei allen anderen eher differenziert. Verbrüdern Sie sich lieber mit den Frauen als mit den Freunden spontaner Eskalationen.

- „Spontane Begegnung klingt hier irgendwie nach schnellem Sex auf windigen Parkplätzen mit wenig wählerischen, aber dafür äußerst paarungsbereiten Männern und Frauen. Ich möchte da nicht mitmachen – aber ich mag deren Anarchie.“
- „Muss ich die Frage jetzt gleich beantworten?“
- „Ich finde Menschen eher bedenklich, die nur Begegnungen mögen, die sie vorher planen konnten.“

Sind Sie eitel?

- „Immer viermal mehr wie (sic!) du."
- „Eitel genug, um mich sorgfältig zu pflegen."
- „So eitel bin ich auch wieder nicht, um zu behaupten, ich sei nicht eitel."
- „Nein, mir ist nicht egal, was andere von mir denken. Ja, ich bin eitel."
- „Ich ziehe sogar auf Röntgenbildern den Bauch ein."

Wie ist Ihr Verhältnis zu sich selbst?

Hier reißen alle den gleichen Witz: „Wir kennen uns ganz gut" etc. Dazu lädt diese dämliche Frage ja auch ein. Geben wir Frauen, was sie wollen (oder lassen Sie die Antwort einfach aus).

- „Streng proportional."
- „Ich habe mit mir kein Verhältnis. Eher eine Beziehungskiste. Aber zum Paartherapeuten muss ich mit mir noch nicht."
- „1:1."
- „Manchmal habe ich das Gefühl, ich könnte bei *Zwei bei Kallwass* auftreten."

Welche sind Ihre Schwächen?

Sie möchten wirklich Millionen von Internet-Besuchern einen ernsthaften Einblick auf diese Frage geben? Auch Personalchefs, dem Nachbarn, der Sie nicht leiden kann, und überhaupt jedem Menschen dieser Welt? Ich rate ab.

Natürlich gebe ich Ihnen trotzdem ein paar unverfängliche Beispiele an die Hand, die Ihnen entgegenkommen.

- „Das Stöckchen beim Werfen nicht loslassen. Dieser verwirrte Hundeblick … ich kann einfach nicht widerstehen."
- „Ich bin ein höflicher, zurückhaltender Mensch. Trotzdem: ‚Bieg halt endlich ab, du Depp.' – Ich kann es mir nicht abgewöhnen."
- „Es ist snobistisch, verschwenderisch, sinnlos und ökonomisch behämmert. Aber ich löse, wenn ich Zug fahre, immer nur erste Klasse."

Wie würden Sie Ihre charakterlichen Vorzüge beschreiben?

- „Unter gar keinen Umständen."
- „Unter körperlicher Folter."
- „Zurückhaltend."

Sind Sie tendenziell ehrlich?

- „Nehmen wir mal an, ich sei ein notorischer Lügner; ich lüge also immer. Was würde ich dann wohl auf die Frage, ob ich denn ehrlich sei, antworten?"
- „Vor allem bin ich nicht tendenziell."
- „Im Großen und Ganzen…"
- „Solange es mein Taktgefühl zulässt."
- „*Alle Wahrheiten sind paradox.*" (Tolstoi)

Welche Grundwerte bestimmen Ihr Leben?

- „Die in unserer Gesellschaft allgemein gültigen. Mit einem Schuss Anarchie."

Was bedeutet für Sie „emotionale Intelligenz"?

- „Wenn ich dem Türsteher verschweige, dass ich ihn für den dämlichsten Vollpfosten der Welt halte."
- „Eloquentes Auftreten bei völliger Ahnungslosigkeit."
- „Bin ich Wikipedia?"
- „Der Unterschied zwischen Goleman und Golem."

Fragen zu den Äußerlichkeiten

Wie wichtig ist für Sie ein gepflegtes Äußeres?

- „Ungepflegte Haut hinter einer üppigen Schicht Make-up zu verstecken jedenfalls nicht."
- „Anders bin ich nicht zu kriegen."
- „Nur dann macht es Spaß, sich schmutzig zu machen."

- „Hier meine Beichte zum Thema: Ich habe immer ein Feuerzeug dabei, bin aber Nichtraucher. Das Feuer habe ich dabei, um Feuer geben zu können
  Aber nicht aus Höflichkeit, sondern eigentlich nur deswegen, um einen Grund zu haben, meine Hände herzuzeigen."

Wann ist ein Mann für Sie gepflegt?

- „Wenn er mir morgens im Spiegel gefällt."
- „Wenn er alles, was nachwächst oder riecht, im Griff hat."
- „Warum genau sollte ein Mann sich für mich pflegen?"
- „Nach einer halben Stunde."

Wann ist eine Frau für Sie gepflegt?

- „Hoffentlich immer."
- „Nach zwei Stunden."
- „Wenn sie ein gewisses Maß an Styling weder unter- noch überschreitet."

Welche Äußerlichkeiten mögen Sie nicht besonders bei anderen?

Diese Frage sollten Sie natürlich ganz nach Ihrer Überzeugung beantworten. Hier kann allerdings jeder Versuch, „witzig" zu sein, mächtig beleidigen. Sie stehen z. B. nicht auf künstliche Fingernägel. Sie haben Recht. Die sind grausam. Trotzdem: Vielleicht hat Ihre Traumfrau nur genau diesen einen „Fehler". Das wäre doch schade, oder?

Mit der Antwort auf diese Frage erreichen Sie auch wenige unserer Trigger. Versuchen wir also, neutral zu bleiben – ohne opportunistisch zu wirken.

- „Wenn man die politische, religiöse oder soziokulturelle Überzeugung schon von Weitem an der Kleidung erkennt."
- „Wenn offensichtlich zu viel Wert (oder auch zu wenig) auf Äußerlichkeiten gelegt wird."
- „Familien-Einheitslooks und Vater-Sohn-Frisuren."

Welche Düfte mögen Sie?

Sie haben ein Lieblingsparfüm? Nennen Sie es nur, wenn es wirklich teuer und exklusiv ist. Ansonsten hier ein paar Tipps:

- „Wie die Schminke beim Kinderfasching gerochen hat.“
- „Die Jutesäcke voller Süßigkeiten und Nüsse, die der Nikolaus abstellte.“
- „Sommerregen auf heißem Asphalt.“
- „Wie kleine Kinder am Kopf riechen.“
- „In Wind und Sonne getrocknete Wäsche.“

Wie kleiden Sie sich?

Ja, wie kleiden Sie sich? Wie auch immer Ihr Stil ist: Kleider machen nicht nur Leute, sondern auch Beute! Im Hawaii-Hemd und mit Shorts sieht auch Johnny Depp aus wie ein Idiot. Halten Sie sich also bei der Beschreibung Ihres Freizeitlooks bedeckt. Ein teurer, lässiger Anzug zeigt nicht nur Geschmack, sondern auch Ihre Wertschätzung und einen gewissen sozialen Status. Sollten Sie haben. Zumindest auf wenigstens einem Foto in Ihrem Profil. Verweisen Sie an dieser Stelle einfach auf Ihre Fotos. Das ist interaktiv – und praktisch.

- „ Für jedes Teil, das ich mir neu kaufe, fliegt eins aus dem Schrank. Da bin ich konservativ.“
- „So, dass es dir Spaß macht, mit mir auszugehen. Vorausgesetzt, dass auch du einen eigenen Stil hast.“

Welche Veränderungen würden Sie sich an Ihrem Körper wünschen?

Stopp! Sie sind mit sich und Ihrem Körper zufrieden. An dieser Stelle zumindest. Allerintimste Bekenntnisse werden nicht hier ausgetauscht. Hätten die wohl gerne...Angemessen ist – und kann – hier nur Ironie und Witz sein:

- „Flügel wären gut.“
- „Ich will so bleiben, wie ich bin…“
- „Weniger grün. Euer Hulk.“
- „Mein Held war Pan Tau.“
- „Veränderungen an meinem Körper würden mich vermutlich erschrecken.“

Haben Sie besondere Pflegerituale? Wenn ja, welche?

...die gleiche Kategorie wie oben. Antworten Sie entsprechend.

- „Ja, ich habe welche."
- „Freundschaftspflegerituale."
- „Rituell pflege ich nichts. Aber mich gründlich."
- „Eher Routinen als Rituale."

Fragen zum Leben

Was hätten Sie in Ihrem Leben gerne anders/auf keinen Fall anders gemacht?

- „Ich hätte dem Türsteher nicht sagen sollen, dass ich ihn für den größten Vollpfosten der Welt halte."
- „Ich hätte die 80er-Jahre modisch und musikalisch besser überspringen sollen."
- „Im Nachhinein hätte ich eine Menge Lottoscheine ganz anders ausfüllen sollen."

Was hat Sie zuletzt positiv überrascht?

- „Die vielen freundlichen Resonanzen auf dieser Plattform."
- „Der Wahlausgang 2008 in den USA."
- „Dass meine kleine Nichte (5) doch nicht mehr mich, sondern einen Prinzen aus dem Kindergarten heiraten will."

Was ist der Sinn des Lebens?

„Zweiundvierzig oder nicht zweiundvierzig?" Das ist wohl die häufigste Antwort auf diese Frage – Douglas Adams hat aber eben auch einen hohen Kultfaktor. Für etwas mehr Tiefe können Sie grübeln – oder einen guten Grübler zitieren.

- „Monty Python hat mir bei der Antwort auf diese Frage sehr geholfen."
- „Im Augenblick? Die Antwort auf die Frage nach dem Sinn des Lebens geben."
- „Jeder Moment des Lebens hat seine eigene Herausforderung an den Sinn des Lebens."
- „Das Leben hat keinen Sinn außer dem, den wir ihm geben" (Thornton Wilder)

Haben Sie noch Träume?

Zugegeben: Die Antworten auf solche Fragen strengen an. Die meisten Männer pfeifen drauf, und das nicht ganz zu Unrecht. Wir nutzen diese Chance für uns und bleiben tapfer am Ball. Sollten Sie z. B. über eine unglaublich attraktive Frau gestolpert sein, die diese Frage beantwortet hat – stimmen Sie Ihre Antwort einfach exakt darauf ab (bevor Sie die Dame kontaktieren). Das wird und soll die Betreffende zwar nicht für Zufall halten – aber es wird ihr schmeicheln. Dieser Trick funktioniert übrigens nicht nur bei dieser Frage/Antwort. Hier bietet er sich nur ganz besonders an: gemeinsame Träume. Wow!

- „Wenn ein Traum mir sehr gut gefällt, nehme ich ihn, guck ihn mir an und mache einen Plan daraus."
- „Nachts wache ich manchmal von dem Traum auf, in dem ich irgendwo völlig deplatziert nackt herumlaufe. Furchtbar. Genauso schlimm wäre folgender Traum: Ich müsste auf einer Single-Börse im Internet Millionen von Menschen von meinen Träumen erzählen…"
- „(…) *der Träumer ist der eigentliche Tatmensch.*"
  (Fernando Pessoa)

Welche Ihrer Träume werden nicht mehr in Erfüllung gehen können?

Jessas! Ich bin mir (fast) sicher, dass sich diese Frage kein Mann hat einfallen lassen. Wir, meine Herren, bleiben trotzdem bei der Stange. Hier können Sie nämlich beweisen, dass Sie über sich selbst lachen können. In Maßen natürlich.

Ihr Haaransatz ist leider offensichtlich leicht nach hinten gerutscht? Sie sind sehr groß oder nicht der Größte? Zeigen und beweisen Sie Selbstbewusstsein! Nehmen Sie nonchalant darauf Bezug:

- „Dass ich von Freunden ‚Wuschelköpfchen' genannt werde."
- „Die Einhundertfünfundachtzig-Zentimeter-Marke."
- „Sommerurlaub 2008 auf dem Mond."

Was halten Sie für die genialste Erfindung?

And the winner is: „meinen iPod“. Schreiben alle. Ist ja auch genial. Genial müssen aber auch Sie bei Ihren Antworten sein. Oder zumindest ein wenig anders als die anderen. Hüten Sie sich davor, „meinen 911er Porsche“ oder „meine Rolex Oyster Perpetual Yacht-Master“ etc. anzugeben (also anzugeben). Auch mit allzu technischem Kram outen Sie sich schnell als Techie.

- „Dein Handy.“
- „Meinen Freund Harvey.“
- „Die Antworten meiner Nichte auf die Frage, wer meinen Pudding gegessen hat.“

Wie wichtig ist Allgemeinbildung für Sie?

- „Mir ist allgemein Bildung wichtig.“
- „Bei anderen komischerweise wichtiger,als bei mir selbst. Wer bei mir einen Rechtschreibfehler findet, bekommt trotzdem einen Keks.“
- „Dumme Menschen bringen mich kurioserweise um den Verstand.“
- „Wie sagt ein befreundeter Erpel von mir immer? ‚Find’ ich thuuper‘.“

Fragen zur Kultur

Mit wem würden Sie gerne eine Vernissage besuchen?

- „Mit jedem, den betreffende Kunst interessiert. Und der am Buffet ebenso wenig Hemmung zeigt wie ich.“
- „Zusammen mit Bazon Brock, Bülent Gündüz und Lemmy von Motörhead.“
- „Mit der Frau, die sich im Zweifelsfall traut, sich mit mir totzulachen.“
- „Am informativsten wäre das vermutlich mit dem oder der Ex des Künstlers/der Künstlerin.“

Mögen Sie klassische Konzerte/Opern?

Wenn ja, zählen Sie einfach auf, was Sie schätzen. Selbstverständlich können Sie auch zwischen Oper, Operette, Kammermusik, Konzerte von Solisten oder Orchestermusik unterscheiden, Ihre Lieblingshäuser nennen oder beides (Aufführung und Haus) kombinieren. Sprechen Sie auch über Musik in Bildern. Wenn nichts davon für Sie zutrifft – beantworten Sie die Frage einfach nicht.

- „Erst in der Xampanería eine Flasche Cava teilen – und dann im wunderbaren
- Palau de la Música den *Bolero* von Ravel genießen. Dann kann man eigentlich tot umfallen. Wäre man nicht gerade in Barcelona – und man könnte ja auch vor dem Umfallen noch schön zusammen abstürzen."
- „La donna è mobile…Und nachher, klar, zum Italiener, *Rigoletto* noch mal durchkauen und Cannelloni dazu essen."

Welches Theaterstück hat Sie zuletzt begeistert?

- „Immer will ich anders sein als andere. Trotzdem hab ich eben auch *Caveman* gesehen."
- „Das moderne Ausdruckstheater, als mein Bruder eine Biene im Rollkragen hatte."

Haben Sie einen Lieblingsdichter?

Hier gelten auch Ihre Lieblingsautoren. Am besten, Sie nennen auch Ihr Lieblingsbuch/Werk und vielleicht eine Zeile, Zitat etc. Lassen Sie sich aber nicht „erwischen" mit Büchern, die Sie gar nicht oder vor 25 Jahren gelesen und mal eben schnell hervorgegoogelt haben. Sie gelten sonst schnell als Blender. Und die bekommen keine Telefonnummern von fremden Frauen.

- „Da fällt mir ein passendes Buch zum Portal ein. Von Wiglaf Droste und Rattelschneck, das da heißt: *In 80 Phrasen um die Welt*."
- „ Je nach Stimmung. ‚Wen seh' ich denn da hocken!? Einen Socken!' Sollte ich mal von Erich Fried die Nase voll haben, geht auch Pumuckl."

Spielen Sie ein Musikinstrument?

Hier sei vor allen alternativen Arten von „Geige“ gewarnt: ob „Arschgeige“ oder „die erste Geige“ – sie gehören beide in die Kategorie der abgenudelten Flachwitze. Sie sind ein musischer Mensch? Dann beschreiben Sie, welches Instrument Sie spielen und welche Musikrichtung Sie dabei bevorzugen.

- „Ich wurde als Kind mit Melodikaunterricht gequält. Deswegen kann ich aus Angst vor länglichen Dingen mit einer Öffnung vorne dran bis heute nicht aus der Flasche trinken.“
- *„Ich kann nicht glauben, dass der Typ so spielt und dabei nicht stoned ist!*“ (Jimi Hendrix)
- „Früher habe ich meine klassische Klavierausbildung gehasst und wollte nur Rock & Roll lernen. Heute hasse ich meine schlampige Klavierausbildung und spiele Jazz.“
- „Es ist paradox, wie schlecht ich singe oder Instrumente spiele und trotzdem tanzen kann, als wäre ich vor zwei Wochen erst aus Cuba emigriert.“

Welche TV-Serien haben Sie als Kind gerne gesehen?

Diese Frage hat sich Finya toll ausgedacht. Sind Sie auf einer Plattform unterwegs, die diese Frage nicht stellt, ergibt sich die Möglichkeit, dass Sie diese Frage stellen. Das ist unverfänglich, positiv und lässt trotzdem Raum, um sich zu profilieren. Ganz wichtig ist aber: Es ist ein Thema, das Gemeinsamkeiten aus der (nicht vorhandenen) gemeinsamen Vergangenheit schafft. Nennen Sie also nicht irgendeine Serie – senden Sie lockere, freundliche Gimmicks.

- *„Tom und Jerry*. Bin immer noch für Tom.“
- „Meine Liebe zu Saloon-Türen stammt von *Ein Colt für alle Fälle*.“
- „Immer mitgesprungen, wenn’s spitze war: bei *Dalli Dalli*.“

Welche Art von Filmen mögen Sie?

Finden Sie Quentin Tarantino toll? Dann gehören Sie bedauerlicherweise bereits dem Mainstream an. Können Sie aber mit den Stilrichtungen Film noir, Poetischem Realismus oder New Hollywood etwas anfangen – dann finden es Frauen toll, dass Sie wiederum auch Quentin Tarantino toll finden. Und niemand kann Ihnen vorwerfen, dass Sie „mit Gewalt“ anders als die anderen sein möchten.

- „Murnaus *Nosferatu* ist die Benchmark der Horrorfilme für alle Zeiten (auch wenn ich reinen, deutschen Expressionismus zum Davonlaufen finde). Tim Burtons *Nightmare Before Christmas* und Film noir (Polanski, Coppola und Scorsese) finde ich ganz groß. Tarantino, Cohen-Brüder und Ridley Scott auch. Und wenn ich noch mal ein Pärchen wie Uma Thurman mit John Travolta tanzen sehen, erschieße ich es.“

Welche Musik/Bands mögen Sie?
Über Geschmack lässt sich gut schreiben. Musik ist in der Regel ein persönliches Aushängeschild – wie Klamotten oder ein Auto, eine Art soziale Währung. Mischen Sie beispielsweise die Biermösl Blosn mit Johnny Cash und Miles Davis mit ein bisschen Linkin Park, dann könnten Sie glatt als „interessant“ durchgehen.

- „Obwohl meine Oma noch gar nicht so alt ist, steht sie auf die Stars aus der Hitparade der Volksmusik. Sie kauft sich sogar aktuelle CDs. Vor allem die der Sängerinnen wie Helene Fischer, Simone und Monika Martin. Als ich sie unlängst besuchte, hab ich mir ihre Sammlung angeguckt. Und obwohl ich ziemlich homophob bin, kann ich Patrick Lindner jetzt ganz gut verstehen.“
- „Alles von Phil Collins, Genesis, Jethro Tull, Scooter, Dieter Bohlen und seinen Zöglingen ist geeignet, um mir eine dauerhafte Erektionsstörung zu verpassen.“
  „Karlheinz Stockhausen, The Clash, Bootsy Collins und Seeed. Klingt komisch, ist aber so.“

Wie wichtig ist Fernsehen für Sie?
Sie sind natürlich der Freizeit-, Action- und Kulturtyp. Aber tappen Sie ja nicht in die „Keinen Fernseher“-Falle. „Vor der Glotze kuscheln“ geben viele Frauen – und nicht die langweiligsten – als mögliche Freizeitbeschäftigung an.

- „Fernsehen macht die Klugen klüger und die Dummen dümmer."
- „Was, wenn es sonntags regnet, bereits geliebt, gefrühstückt und wieder geliebt wurde? Liegen bleiben. Glotze an."

Wann waren Sie das letzte Mal im Museum?

- Mal ganz davon abgesehen, dass Museen Orte sind, die sich meist ganz hervorragend eignen, um Frauen offline kennen zu lernen, bietet unser von kulturellem Interesse geprägtes Freizeit- und Reiseverhalten hier eine gute Möglichkeit, Klasse zu beweisen. Sollten Sie weniger die Faszination an bildender Kunst, Modern Art oder alten Schinken in Öl teilen, ist das allerdings auch kein Grund zu verzweifeln. Nur sollten Sie nicht flunkern. Hier der Lüge überführt zu werden kann, einmal präzise nachgefragt, sehr schnell nach hinten losgehen. Sollten Sie also nicht in der Lage sein, hier realitätsgetreu zu antworten, weichen Sie geschickt der Frage aus.
- „Erst letzte Woche habe ich eine größere Menge alter ‚Kunstschätze' bestaunt. Um dann zu sagen: ‚Oma, wir müssen bei dir mal aufräumen.'"
- „Ich war diesen Herbst im Guggenheim-Museum in Bilbao. Dort lernte ich eine wunderbare Schwedin kennen, indem ich mich vor einem Objekt aufstellte, es länger bestaunte und dann über den Sinn der Installation mit ihr diskutierte. Ihre Ansicht, das wäre ein einfacher Feuerlöscher, fand ich ziemlich sachkundig und auch leicht begreifbar formuliert."

Fragen zum Reisen

Wohin reisen Sie gerne privat?

- „Wiederholungen liegen mir nicht besonders. Am liebsten entdecke ich neue Städte, Strände, Landschaften, Bars, kulturelle Gepflogenheiten, Gerichte, Gerüche und sportliche Herausforderungen. Das heißt aber nicht, dass es da keine Ausnahmen gibt: Nach London, Paris, Barcelona und New York werde ich wohl auch in Zukunft immer wieder einen Abstecher machen. Denn diese Metropolen sind deswegen für mich so spannend, weil sie sich ständig und rasant verändern und ich sie immer wieder neu entdecken kann."

- „Es gibt da so ein kleines Haus auf São Miguel, die größte Insel der Azoren. Die kleine, aber komfortable Finca bietet den unglaublichsten Ausblick auf den Atlantik, den ich je gesehen habe. In der nahe gelegenen Bar verkaufen die Bauern und Fischer alles, was ich brauche, um dich in den kulinarischen Himmel zu heben."

Wie häufig reisen Sie privat?

Flunkern Sie nicht zu viel: „Im Winter bin ich jedes zweite Wochenende mit dem Snowboard unterwegs" könnte Ihnen als Bumerang um die Ohren fliegen, wenn Sie in Wirklichkeit keinerlei Ambitionen auf diesem Gebiet haben. Natürlich qualifiziert Sie häufiges Reisen als aktiven Menschen mit dem entsprechenden finanziellen Hintergrund. Halten Sie, falls das für Sie zutrifft, damit nicht hinter dem Berg. Andernfalls können Sie sich aber wunderbar im Diffusen bewegen.

- „Je schlechter das Wetter, desto häufiger bin ich weg."
- „Ich bin da spontan. Und wenn es nur auf einen Apfelstrudel nach Wien geht, eine Mountainbike-Tour auf Mallorca oder einen Espresso am Comer See. Ja, ich glaube, ich reise häufig. Am liebsten mit der hinreißenden jungen Dame zum Mitreisen."

Sind Sie geschäftlich viel auf Reisen?

Sollten Sie ein international tätiger Restaurant-Tester, Reise-Journalist oder Forscher sein, könnte sich Ihre Antwort durchaus interessant ausnehmen. Allerdings finde ich diese Frage ein wenig neugierig und mit eindeutigem Marktforschungscharakter behaftet. Ich würde überhaupt nicht antworten. Allenfalls mit „ja" oder „nein". Denn eine Sache ist, was ich von meinem Privatleben preisgebe. Eine ganz anderes Kaliber sind die Details eines Geschäftslebens.

- „Geschäftlich reise ich nicht."
- „Ja, ich reise geschäftlich. Und das sogar in Anzug und mit Krawatte."

Wie sieht Ihr Traumurlaub aus?

- „Der Traumurlaub? Ich sehe jede Menge halb nackte angetrunkene Mädels, die abfeiern, es fließt eimerweise Bier, und ich höre brülllaute Sauflieder.
  Dann lachen wir beide, schenken uns Champagner nach und sagen dem Chauffeur, er möchte jetzt bitte weiterfahren und uns zügig zur Hazienda bringen, schließlich will man auch das Personal nicht zu lange warten lassen."
- „Traumurlaub ist für mich, wenn nicht ich Freunde und Familie zu einem extrem lustigen Dia-Abend einlade, sondern die Einheimischen aus dem Land, in dem ich war."

Welche Städte mögen Sie gern?

Legen Sie los! Je mehr, desto besser. Bedenken Sie aber bei Ihrer Liste, dass Sie nach der einen oder anderen Stadt gefragt werden könnten. Hier noch einige Tipps zur Ergänzung:

- „Sin City"
- „Hogwarts"
- „Gotham"

Welche Reisen lassen Sie lieber andere machen?

- „Die von Gulliver."
- „Die Reisen mit dem übellaunigen Partner an der Seite."
- „Die ‚Da sind wir jedes Jahr'-Reisen."

Pool oder Meer?

- „See?"
- „Die besten Hotels haben nun mal einen Pool – auch wenn das Meer gleich nebenan ist. Was soll man machen?"
- „Ganz klar: tagsüber ins Meer, nachts in den Pool."

Business-Class oder Anhalter?

- „Als gäbe es nichts dazwischen."
- „Lieber First Class."

Fünf Sterne oder Zelt?

- „Eindeutig dazwischen. 5-Sterne-Hotels werden meist überbewertet."
- „Lieber Zelt – und Millionen Sterne darüber."
- „…abwechselnd beides ist am lustigsten."

Fragen zu Essen und Trinken

Was ist für Sie gutes Essen?

- „Wenn ich nur deswegen aufhören kann weiterzuessen, weil meine Figur auf dem Spiel steht."
- „So wenig Chemie wie möglich."
- „Wenn ich kurz überlegen muss, ob ich dich gegen eine zweite Portion eintauschen würde. War nur Spaß."

Was ist für Sie schlechtes Essen?

- „Altes Essen."
- „Fett, ohne Biss und teuer. Das klingt jetzt fast ein wenig nach meiner Schwester…"
- „Wenn Quantität über Qualität geht. Oder zwei Tüten Käsefischli."
- „Wenn mein Mulm mitisst."

In welche Art von Restaurants gehen Sie gerne essen?

- „Ich gebe zu, da neige ich zur Verschwendung."
- „In die Art Restaurants, aus denen wir herausgehen, du mir in die Augen siehst und aus Überzeugung Danke sagst."
- 4. Welche Art von Restaurants meiden Sie?
- „Alle, bei denen der Koch gegen mich abstinken kann."
- „Zugige, hässliche, billige, touristische und völlig überbewertete."
- „Alle, für die im TV geworben wird."
- „Das am Ende der Galaxis."

Haben Sie ein Lieblingsgericht? Wenn ja, welches?

„Sicherheit geht vor: Landgericht, Bundesgericht, Jüngstes Gericht…" Tausendmal gelesen. Lassen Sie sich auch nicht verleiten, „Erdbeeren mit Champagner" zu schreiben. Sie wirken sonst…schmierig.

- „Mein Lieblingsrezept für zwei Personen:
  1-2 Pfund frischen Gesprächsstoff
  1-2 Flaschen Château Margaux
  1 wenig zwiebeln
  1 Prise Schüchternheit
  1 Bund Offenheit
  1 Portion Humor
  Das Ganze eine Nacht lang ziehen lassen und genießen."
- „Random-Thai für Mutige: keine Karte – und einfach die Nummer bestellen, die den beiden letzten Ziffern des eigenen Jahrgangs entspricht."
- „Mein Lieblingsgericht findet am Pool statt. Mit Bier, Grill und Margaritas. Mit vielen Freunden – oder als Candle-Light-Dinner zu zweit."

Welche Speisen/Zutaten mögen Sie nicht?
Komischerweise nimmt man es – obwohl völliger Quatsch – persönlich, wenn man unter dieser Rubrik ausgerechnet seine Leibspeise liest. Wir weichen geschickt aus.

- „Glutamat."
- „Rache ist ein Gericht, das man mir am besten gar nicht serviert."
- „Delphin."
- „Hauptsache, nichts aus der Dose. Nur bei Tomaten drücke ich ein Auge zu."

Was trinken Sie gerne?
Hier haben Sie natürlich freie Auswahl. Ergehen Sie sich aber nicht in der Beschreibung Ihres Lieblings-Whiskys, und laufen Sie ebenfalls nicht Gefahr, ein ernsthaftes Alkoholproblem zu schildern. Relativieren Sie. In etwa so:

- „An sich nur Alkoholfreies und Kaffee. Vor allem tagsüber. Später Bier, Wein und Cocktails."
- „Mal einen Wein. Mal ein Bier. Mal einen Schnaps. Und dann ist mir schlecht."

- „Am allerliebsten trinke ich Wasser. Wie ein Kamel. Viel. Vor allem nach dem Sport."

Kochen Sie gerne? Wenn ja, wie ist Ihr Kochstil?

- „Wäre mein Kochstil eine Musikrichtung, würde ich sagen: Rock, Volksmusik, Jazz und Klassik. Hauptsache, live und nichts aus der Konserve. Spinat ist übrigens mein Evergreen."
- „Gerne trödle ich ewig auf dem Markt herum, kaufe, was mir gefällt, und improvisiere dann zu Hause. Halt und Sicherheit für gewagte Experimente gibt mir dabei eine Aufbackpizza im Gefrierschrank."
- „Kochen ist für mich wie tanzen. Geht allein, ist aber sinnlos – der Spaß kommt erst, wenn man (mindestens) zu zweit ist. Und lässt mich dann sowohl beim Kochen als auch beim Tanzen zur Höchstform auflaufen."

Bevorzugen Sie bestimmte Länderküchen? Wenn ja, welche?

- „Die Auenländischen Krautwickel muss man einfach probiert haben."
- „Auf diesem Gebiet könnte ich mich für eine Weltmeisterschaft begeistern. Endlich mal was, wo die USA im internationalen Vergleich schlecht aussehen."

Fragen zum Beruf

Haben Sie den Beruf, den Sie sich immer gewünscht haben?

- „Gott sei Dank nicht. Als Lokführer muss man ja recht viel streiken."
- „Ja."
- „Erst habe ich ihn mir gewünscht, dann habe ich ihn mir verdient."
- „Wer sagt, dass ich mir einen Beruf gewünscht habe?"

Wie sieht Ihr beruflicher Alltag aus?

Hier kommt es natürlich sehr darauf an, welchen Beruf Sie haben. Lieben Sie den Umgang mit Menschen, mit täglich neuen Herausforderungen, der Professionalität, die Sie schätzen, Ihren kreativen Herausforderungen oder vielleicht den persönlichen Freiheiten, die Ihnen Ihr Job lässt? Dann erwähnen Sie das. Klagen Sie aber nicht über schlechte Bezahlung etc. Ihre zukünftige Flirtpartnerin wäre dafür die denkbar ungünstigste Adresse.

Wie sieht eine perfekte Berufssituation für Sie aus?
Bitte nicht: „Weniger Arbeit und mehr Geld". Implizieren Sie in Ihre Aussage Engagement, Kompetenz und Ehrgeiz:

- „Perfekt ist, täglich zu wissen, wirklich etwas verändern zu können und verändert zu haben."
- „Die perfekte Berufssituation ist für mich, selbst nach einem schlechten Tag zu wissen, dass ich keinen anderen Job machen möchte."
- „Das gute Gefühl, gebraucht worden zu sein."

Wie ist Ihr Verhältnis zu Geld?
Hier ist Understatement Trumpf. Egal, ob Sie über viel oder wenig Geld verfügen. Sie würden sich weder mit der einen noch der anderen Wahrheit einen Gefallen tun.

- „Emotionslos."
- „Hach, Geld."
- „Ist das hier eine Flirt- oder eine Aktienbörse?"
- „Geld ist doch sehr relativ."
- „Realistisch."
- „*Geld verdirbt den Charakter nicht, es macht ihn nur deutlich!*" (Eckart von Hirschhausen)

Fragen zum Thema „Freunde, Familie und Heimat"

Wie wichtig ist Ihnen Familie?
Sollte Sie zu den wenigen Ausnahmen gehören, die Familie als unwichtig oder noch schlimmer einstufen – verzichten Sie auf eine Antwort. Sie bombardieren sonst flächendeckend Ihre Chancen.

- „Wichtig genug, dass wir uns lieben – und nicht auf den Keks gehen."
- „Bei aller Liebe, alle unter einem Dach – ich würde nicht darunter passen."

Was bedeutet Weihnachten für Sie?

Bringen Sie Emotionen ins Spiel – egal, wie Sie zu Weihnachten stehen. Bleiben Sie aber positiv!

- „Die Wiederkehr eines alten Ohrwurms: ‚Laaast Christmas I gave you my heart…'."
- „Wieder ein paar Socken von meiner Tante. Danke, Tante."
- „Hütte, Skifahren, Kachelofen, Freunde, Punsch, Christbaum und Geschenke. Bis einer heult."
- „Weihnachten heißt für mich der Geruch nach Kokos. Aber nicht die Plätzchen, sondern die Sonnencreme, die Piña Colada und das Fleckchen Strand unter meiner Lieblingspalme."

Wie verbringen Sie idealerweise Ihren Geburtstag?

- „Idealerweise mit einer von langer Hand erstellten Wunschliste, die ich dann mit Krone auf dem Kopf vom Bett aus abhaken kann. Getränke werden außerdem gereicht. Für mein leibliches Wohl wird gesorgt. Beeil dich, wenn du neben mir sitzen willst."
- „Erst am Tisch, dann auf dem Tisch, dann unter dem Tisch. Idealerweise in Begleitung eines Grüppchens wohlmeinender Menschen."
- „Am liebsten in den Metropolen dieser Welt und zu zweit. Nachdem ich immer schon vorher weiß, wann ich Geburtstag habe, kaufe ich traditionell zwei günstige Tickets für rings um meinen Geburtstag herum. Meine Freunde wissen das – und müssen das ganze Jahr nett zu mir sein."

Wie beschreiben Sie Ihren Freundeskreis?

Selbstverständlich hat jeder Mensch den besten Freundeskreis. Manche wenige, dafür sehr ausgesuchte Freunde; Andere sind mit der halben Welt eng befreundet. Deswegen sind wir gegenüber anderen „besten Freunden" meist sehr skeptisch. Öffnen Sie also (metaphorisch) diesen erlesenen Kreis und laden dazu herzlich ein.

- „Ich würde ihn als recht bunten Querschnitt durch sämtliche europäischen Bevölkerungsschichten beschreiben. Vor allem aber ist dieser Kreis alles andere als geschlossen."

- „Sehr offen und ehrlich, taktvoll, albern, ernst, warm und lebendig. Nur mein Freund der Baum, der ist tot.“

Wo ist für Sie Ihr Zuhause?

- „Immer da, wo ich die Pflanzen gieße.“
- „Genau das fragt mich auch immer mein Chauffeur.“
- „Was? So weit ist es mit mir bis jetzt nicht gekommen, auch nicht nach den wüstesten Partys, dass ich das nicht mehr wüsste.“
- „Steht mein Name an der Tür? Passt der Schlüssel?“

Sind Sie heimatverbunden?

Zwar gilt: Antworten mit Ja oder Nein sind verlorene Antworten. Dennoch: Sie können hier kein Feuerwerk von 100 (oder auf welcher Plattform Sie gerade sind) genialen, witzigen, überraschenden Antworten abfeuern. Das wirkt sonst sehr bemüht. Gönnen Sie dem Auge der Leserin auch mal eine Pause. Übrigens: Weniger heimatverbundene Menschen sind vermutlich interessanter als heimatverbundene. Deswegen brauchen Sie im Zweifelsfall nach Ihrem Date nicht gleich auszuwandern...

- „Ich bin vorwiegend Menschen als Orten verbunden.“

Welche Traditionen pflegen Sie?

- „Komischerweise finde ich fremde Traditionen immer viel interessanter als altbekannte. Das hat bei mir fast schon Tradition.“
- „Los, lass uns neue Traditionen erfinden. Du darfst zuerst!“

Wir würden Ihre Schulfreunde Sie heute wohl beschreiben?

Eine wunderbare Frage, mit deren Antwort man eine ganze Reihe von positiven Assoziationen auslösen und Spannung aufbauen kann.

- „Das glaub ich jetzt aber nicht!“
- „Mag alles sein. Aber Fußballspielen kann er noch immer nicht.“
- „Die Jungs würden sagen: ‚Scheiße, wer hat den denn eingeladen?‘“

Fragen zu Internet und Online-Dating

Haben Sie bereits jemanden über das Internet persönlich kennen gelernt?
Schreiben Sie hier nicht „Nein“. Ihr Profil ist an dieser Stelle bereits viel zu gut. Sie würden nur unglaubwürdig klingen.

- „Nein, aber ich habe mich hin und wieder über das Internet schon verabredet und dann jemanden persönlich kennen gelernt.“
- „Ja.“
- „Ja. Geschäftlich und privat.“

Wie möchten Sie in keinem Fall angesprochen/angemailt werden?
Eine Einladung! Hier geben Sie die Initialzündung und ebnen den Einstieg, indem Sie genau das schreiben, womit die Frauen Sie dann ansprechen/anmailen. Bedenken Sie auch, dass, wer bis hierhin Ihr Profil gelesen hat, bereits interessiert ist. Wichtig ist nur, dass dieser Einstieg interessant, skurril, lustig oder frech genug sein muss, um darauf Ihre erste Konversation aufzubauen. Vertun Sie diese wertvolle Chance nicht. Freilich sind auch Frauen dabei, die diesen Trick durchschauen. Aber gerade die werden Sie gerade deswegen anschreiben. Sie werden sehen: Das funktioniert!

- „Jetzt hör mal zu, Bürschchen…“
- „Du hältst dich wohl für besonders clever…“
- „Kenn ich dich nicht aus dem Fernsehen?“
- „Solange du deine Füße unter…“
- „Hey Süße!“
- „Nimm das sofort zurück!“
- „Hast du mich nicht eben einen Vollpfosten genannt?“

Was würden Sie gerne in dieser Community erleben?
Da ist sie wieder. Die Marktforschung. Wir sehen aber zu, dass wir die Antwort für uns nutzen.

- „Was hat eine Single-Community wohl kommun?“
- „Tolle Stunden vor dem Rechner – eher nicht.“
- „Den Beginn Tausender toller, neuer Brieffreundschaften? Ich will ‚meine Frau‘ finden.“

Welche Erfahrungen haben Sie auf ähnlichen Plattformen bereits gemacht?
Was sollte uns (oder unserer Favoritin) eine Antwort darauf bringen? Wir outen uns als mehrgleisig Suchender oder als Newbie. Auch sollten wir nicht „ähnliche Erfahrungen" posten, genau das schreiben annähernd alle Jungs.
Kommunizieren Sie lieber mit Nutzern, die ein Foto auf ihrem Persönlichkeitsprofil haben?

- „Kommt darauf an, wie ‚der Nutzer' aussieht."
- „Wenn mir das Profil gut gefällt, klar. Aber irgendwann will ich schon sehen, mit wem ich kommuniziere."
- „Lieber? Klar. Aber nicht ausschließlich – sonst hätte ich hier schon einiges verpasst."

Wie viel Beachtung schenken Sie einer eventuellen Bedeutung eines Pseudonyms?

Wir schenken *unserem* Pseudonym aus gutem Grund Beachtung. Aber warum sollten wir Frauen deswegen disqualifizieren?

- „Das Pseudonym ist mir so hoch wie breit."
- „Gerade eventuelle Bedeutungen sollte man nicht allzu hoch bewerten."
- „Keine. Viele Frauen hier schaffen es tatsächlich, sich irgendwas mit 69 auszudenken – weil das, wenn man genau hinguckt, keine sexuelle Präferenz, sondern schlicht ihr Jahrgang ist."

Wie nutzen Sie – neben Finya – noch das Internet?
Sollten Sie für lau einer Marktforschung auf den Leim gehen wollen – beantworten Sie einfach diese Frage. Welche Schlüsse Ihre zukünftige Flirtpartnerin daraus ziehen sollte, bleibt dabei schleierhaft.

- „Ich bestelle den Wachturm online bei den Zeugen Jehovas."
- Hauptsächlich zum Datenaustausch. Oder zum Date-Austausch."

Welche Websites besuchen Sie häufig?
Unglaublich, aber hier habe ich schon einige Kandidaten (und Kandidatinnen) gesehen, die hier ihre *eigene* Website posten. Das ist, vorsichtig gesagt, unglaublich dusselig. Auch mit lustigen, sehenswerten und interessanten Websites Ihrer Freunde sollten Sie extrem sparsam umgehen – Ihre Freunde werden es Ihnen danken.

- „Ja, manche Websites besuche ich häufig. Andere weniger häufig und ganz andere gar nicht."

Fragen zum Irrationalen

Sie sind schon ein wenig müde, was die Erstellung Ihres Profils angeht? Dann erholen Sie sich. Denn: Hat eine Frau bis hierhin Ihre Antworten verfolgt, konnten Sie offensichtlich ihr Interesse wecken. Sie sind also in mehrerlei Hinsicht kurz vor dem Ziel. Zeit für den Endspurt!

Inwiefern glauben Sie an Astrologie?
Laut einer Forsa-Umfrage im Auftrag des Magazins *Stern* hält jeder zweite Deutsche Zusammenhänge zwischen Sternen, Planetenkonstellationen und seinem Schicksal für möglich. Frauen liegen der Umfrage zufolge mit ihrem Interesse vorn: Nur 36 Prozent von ihnen schließen einen Zusammenhang aus. Das heißt, 64 Prozent des weiblichen Bevölkerungsanteils messen den Sternzeichen eine höhere Bedeutung bei. Frauen glauben an die Macht der Sterne.
Dem allerdings steht eine Umfrage des Instituts TMS Emnid entgegen: 86 Prozent der Deutschen (und auch 80 Prozent der Frauen) geben an, nicht an Horoskope zu glauben. Das heißt: Macht der Sterne, ja, Horoskope, nein.
Dieses Paradoxon innerhalb einer Frage ist vermutlich der Grund, warum hier die wenigsten Teilnehmer ernsthafte Antworten geben. Bedenken Sie aber, dass Sie nicht nur ein paar Esoterikerinnen vor den Kopf stoßen, wenn Sie hier allzu grob formulieren. Andererseits sollten Sie sich auch nicht als schicksalsergebenen Träumer darstellen. An dieser Stelle fällt es mir verdammt schwer, Ihnen gute Beispiele „pro Astrologie" mitzugeben. Ich bitte das zu entschuldigen.

- „„Insofern gar nicht."
- „Sternkreiszeichen bringen Menschen eher auseinander als zusammen. Aber ich liebe den Sternenhimmel und seine Bilder in klaren Nächten. Sitzt man zu zweit darunter, bringen die einen ziemlich nah zusammen."
- „Ich glaube, dass Winfried Noé mindestens einmal von Außerirdischen entführt wurde. Wenn er nicht selber einer ist."

Welches ist Ihr Sternzeichen, und stimmen dessen Grundzüge mit Ihren überein?

Zwar wird Ihr Sternzeichen oftmals automatisch in Ihren Basisangaben der Plattformen eingetragen – aber wer guckt da schon hin? Eine Antwort auf diese Frage setzt voraus, dass Sie sich über die Grundzüge Ihres Sternzeichens im Klaren sind.

Feuer

Feuerzeichen:	Widder, Löwe, Schütze
Hauptaspekt:	Energie
Eigenschaften:	spontan, lebhaft, impulsiv, aufgeschlossen

Erde

Erdzeichen:	Stier, Jungfrau, Steinbock
Hauptaspekt:	Materie
Eigenschaften:	ruhig, ausdauernd, tiefgründig, gründlich

Luft

Luftzeichen:	Zwillinge, Waage, Wassermann
Hauptaspekt:	Geisteskraft
Eigenschaften:	neugierig, scharfsinnig, anregend, intellektuell

Wasser

Wasserzeichen:	Krebs, Skorpion, Fische
Hauptaspekt:	Gefühl
Eigenschaften:	emotional, empfindsam, ausdrucksvoll, gefühlvoll

Damit ist die Frage nach einer guten Antwort aber noch nicht gelöst.

- „So etwa? ‚Ich bin im Körper eines Löwen gefangen, fühle mich aber als Jungfrau.'"
- „Ich bin keine Jungfrau. Obwohl mich genau das schon viele Frauen gefragt haben…"

Wissen Sie, welches Sternzeichen am besten zu Ihnen passt?

Haha, klar: Mercedes Benz! Lustig, aber als Antwort leider auch so häufig, wie die gleiche Marke als Taxi unterwegs ist. Das bringt Sie nicht voran.

- „Wenn du vor mir stehst, vergleichen wir Sternbilder. Okay?"
- „Ich will unvoreingenommen bleiben. Du darfst jedes Sternzeichen haben, das du willst."
- „Hier meine engere Auswahl (in zufälliger Reihenfolge): Steinbock, Schütze, Wassermann, Skorpion, Fische, Waage, Widder, Jungfrau, Stier, Löwe, Zwillinge, Krebs."

Welche Aberglauben haben Sie schon immer begleitet?

- „Der Aufzug kommt schneller, je öfter man auf den Knopf drückt."
- „Die weißen Tauben sind Möwen."
- „Elvis lebt."
- „Ehrlich währt am längsten, und Lügen haben kurze Beine."
- „Gurkensalat schmeckt ganz anders, wenn man ihn aus Möhrchen macht."

Was werden Sie in zehn Jahren sein und machen?

- „Wenn man nicht aufpasst, ist schnell nix passiert."
- „Älter, interessanter, und ich mache hoffentlich das Gleiche – nur auf höherem Niveau."
- „Keine Ahnung. Viel spannender finde ich, welche Nachricht du mir im Posteingang hinterlässt, so in zehn Sekunden."

In welchem Jahrhundert würden Sie gerne leben?
Gibt es da ein Jahrhundert, in dem Sie gerne leben möchten? Sagen Sie in einem Satz, warum. So zum Beispiel:

- „Am liebsten im aktuellen. Das sagen mir mein vorhandener Verstand und mein fehlender Blinddarm."
- „Zu Zeiten Noahs. Und dann würde ich das Stechmücken-Pärchen wegklatschen."
- „Mit ein bisschen Glück im medizinisch-technischen Fortschritt, quietschfidel im nächsten Jahrhundert."

Wie würde die Erde aussehen, wenn Sie sie erschaffen hätten?

- „Nordamerika wäre ein kleines, schüchternes Inselchen."
- „Vermutlich wie die Fimo-Tierchen meiner kleinen Nichte."
- „Wie würde *ich* wohl aussehen, wenn ich die Erde erschaffen hätte?"

Ihr Foto

Nichts geht ohne. Ein Profil ohne Foto sagt aus, dass Sie sich für wahnsinnig unattraktiv halten. Wie soll frau dem widersprechen?
Sie haben ein kürzlich gemachtes Portrait für Ihre Bewerbungsmappe? Heben Sie es sich für weitere Bewerbungen auf.
Normalerweise durchforstet man seine Festplatte nach einem geeigneten Foto, auf dem man sich gut gefällt, ebenso gut zu sehen ist – und findet nichts Brauchbares für ein Portrait. Sport-, Party- und Urlaubsbilder gibt es zuhauf. Die brauchen Sie auch, und wir werden in diesem Kapitel noch näher darauf eingehen.
Das wichtigste Bild ist aber eben Ihr „Titelbild", nämlich das, was sämtliche Besucher als Erstes zu sehen bekommen. Freilich könnten Sie jetzt in ein Fotostudio gehen und ein „professionelles" Portrait anfertigen lassen. Das ist gar nicht mal so teuer. Das ist aber auch gar nicht mal so gut. Denn darauf sehen Sie mit ziemlicher Sicherheit aus wie ein zu schnell gealterter Konfirmand. Herkömmliche Fotostudios sind es gewohnt, Familienportraits u.ä. anzufertigen und sind in der Bildgestaltung eher „konservativ". Sollten Sie ein Fotostudio kennen (oder haben), das ganz anders ist: prima.

Mein Tipp für Sie: Suchen Sie sich einen jungen, günstigen Fotografen, der aber schon als professioneller Freelancer in Ihrer Nähe arbeitet. Das hat den Vorteil, dass Sie einen jungen Künstler engagieren, der Sie nicht in Stereotypen einordnet, ein bisschen gegen den Glanz über die Stirn tupft und dann „Wo ist das Vögelchen“ ruft. Investieren Sie ein paar Euro in ein Foto, das Ihr Leben in Zukunft vergoldet.

Eine weitaus günstigere Alternative – aber eben auch nicht gleichwertig – wäre es, ein gutes Bild, das Sie bereits haben, Sie aber mit einen bösen Pickel auf der Stirn, Ihrer Ex an der Seite oder einem anderen störenden Detail zeigt, per professioneller Bildbearbeitung aufhübschen zu lassen. Sollten Sie selbst kein Crack im Umgang mit Photoshop oder ähnlichen Bildbearbeitungsprogrammen sein, finden Sie auch hier schnell und leicht professionelle Unterstützung. Sicher haben Sie einen Grafiker, DTP-Profi oder Mediengestalter in Ihrem Bekanntenkreis, der Ihnen diesen Gefallen tut. Wenn nicht (wirklich nicht?), finden Sie auch hier via Internet mit Sicherheit mehr Abhilfe, als Sie brauchen.

Die meisten Portale bieten, wie gesagt, die Möglichkeit, mehrere Bilder einzustellen und somit auch mehrere Ihrer Facetten zu zeigen. Das heißt: Sind Sie auf Ihrem Hauptbild im hippen Freizeitlook zu sehen (und auf jeden Fall mit eindeutigem Schwerpunkt auf Ihr Gesicht), zeigt Sie ein weiteres Bild im coolen Anzug von Kopf bis Fuß. Wichtig ist, dass Sie stets im Fokus Ihrer Bilder sind und nicht als Randerscheinung auftreten (mir gehört die Schulter hinten links unter der Sonnenbrille und dem Hut). Ansonsten ist es von Vorteil, sich als aktiven, sozialverträglichen Menschen zu zeigen. Und dabei ist egal, ob Sie gerade auf Ihrem Mountainbike durch die Alpen brettern, beim Snowboarden in St. Anton Kurven ziehen oder auf einer ziemlich geilen Party mit vielen attraktiven Menschen fröhlich abfeiern. Achten Sie bei Letzterem besonders darauf, wie Sie inszeniert sind: Betrunken wie eine Strandhaubitze scheidet aus, nur mit Kumpels ebenso, auch wild knutschend wäre ungünstig. Wenngleich attraktive Frauen in Ihrem direkten Umfeld ein absolutes Plus für Sie sind. Nämlich einerseits als Beweis, dass Sie durchaus den Umgang mit attraktiven Frauen gewohnt sind: „Offensichtlich lohnt es sich, mit diesem witzigen Kerl näheren Kontakt zu pflegen.“ Und andererseits: Konkurrenz belebt das Geschäft. Exakt so ist es.

Noch einmal: Keine nackten Oberkörper (und schon gar nicht mehr) zeigen! Sollten Sie einen Adonis-Körper Ihr Eigen nennen dürfen, erkennen das Frauen auch durch ein Hemd, T-Shirt oder sogar einen dicken Schafwollpulli mit Schal darum herum und Jacke darüber. Muskel-Shirts und offene Hemden disqualifizieren Sie hingegen als eitlen Körperklaus. Machen Sie den Frauen lieber den Mund wässrig, indem Sie geizig mit genau den körperlichen Vorzügen umgehen, mit denen Ihre Konkurrenz versucht anzugeben. Sie haben schöne, gepflegte Hände? Die können Sie stattdessen gerne in Szene setzen. Frauen bewerten elegante Hände übrigens höher als einen durchtrainierten Hintern. Sprechen Sie mit Ihrem Fotografen darüber, wie er Sie am besten inszeniert. Samt Ihren Händen.

Dass Ihnen weder auf einem Bild noch live jemals offensichtlich Haare aus der Nase oder den Ohren wachsen dürfen, sollte klar sein. Auch ein Augenbrauenwahnsinn wie bei Theo Waigel kommt nur sehr bedingt an. Überhaupt kann man feststellen: Männliche Behaarung finden Frauen (auch die, die explizit darauf stehen) nur dann attraktiv, solange sie unter Kontrolle ist. Ihr Langhaarschneider bringt also nicht nur Ihren Bart in Ordnung.

Thema Bart: Bei vielen Männern hinterlässt der Dreitagebart eher einen ungepflegten – und nicht etwa verwegenen – Eindruck. Frisch nach der Rasur ist allerdings der Coolness-Faktor gleich dem eines Sparkassen-Azubis. Die Lösung: einen Tag vor dem Fototermin rasieren. Das Gleiche gilt übrigens für Ihren Haarschnitt. Hier sind sogar drei bis vier Tage Vorlaufzeit empfehlenswert. Auch wenn Sie jetzt den Eindruck gewonnen haben sollten, aus Versehen die *Brigitte* für Jungs in Händen zu halten: *Das* sind die Details, nach denen Sie Frauen schneller scannen als der Terminator seinerzeit nach Sarah Connor.

Frauenfrage: Was ziehe ich an?

Nehmen Sie zu Ihrem Shooting verschiedene Outfits mit. Am besten wäre sogar, die Gelegenheit zu nutzen, sich mal wieder ein paar neue Teile zu besorgen, in denen Sie sich wohl, gut angezogen und wie neu fühlen. Ihr Lieblings-Hawaii-Hemd gehört garantiert nicht auf Ihr Einstiegsbild. Orientieren Sie sich einfach bei denen, die sowieso hip sind.

Für ein unkonventionell cooles Outfit bildergoogeln Sie mal nach Johnny Depp. Schon wissen Sie, was wirklich cool ist. Bitte verkleiden Sie sich aber weder als Pirat noch als Edward mit den Scherenhänden.
Finden Sie zu affig? Gerne: Nehmen Sie einfach den Schauspieler, von dem Sie meinen, er kommt Ihnen rein stylemäßig am meisten entgegen. Die meisten dieser Jungs investieren richtig Kohle in Typberatung. Profitieren Sie einfach davon. Verschaffen Sie sich einen Überblick, und schlendern Sie zum Shopping in die City. Ganz am Rande bemerkt, ist das auch eine hervorragende Möglichkeit, um fremde freundliche Frauen nach ihrem Expertenurteil zu fragen. Und nach ihrer Telefonnummer.
Je großzügiger Sie also mit der Zeit, die Sie für Ihr geniales Profil samt schmeichelhaftem Bild aufbringen, umgehen, desto mehr Stunden bekommen Sie geschenkt, in denen Sie mit Ihrem Körper dann performen dürfen.
Ob Ihr Bild übrigens gut ankommt, können Sie auch ganz einfach testen lassen: Hotornot.com, Binichattraktiv.de oder Bodyvoten.de etc. sorgen hier für Klarheit – und bieten nebenbei auch gleich die Möglichkeit zum Flirten.

Vor der Webcam

Fluch der Technik. Machen Sie es sich einfach: Sie haben keine Webcam. Auf die Gefahr hin, (vermeintlich) nicht auf dem Stand der Technik zu sein, behaupten Sie das.
Oder aber Sie nutzen eine Riesenchance, die sich Ihre Mitbewerber entgehen lassen. Denn die Nutzung der Webcam schafft eine gewaltige Portion emotionaler und sozialer Nähe. Außerdem sind Webcam-Bilder immer in Echtzeit und somit ein hervorragender „Teaser“, um sich sinnlose Dates (auf beiden Seiten der Kamera!) zu ersparen. Oder sich umso mehr darauf zu freuen.
Eigentlich bedarf es dazu herzlich wenig.

Das Wichtigste zuerst: Sie wissen, dass Sie telegen sind, und bewegen sich vor der Kamera, als wäre keine Kamera da. Außer dass sie natürlich bewusst mit der Linse „flirten“. Sollte dieser Punkt nicht auf Sie zutreffen, überspringen Sie den Rest dieses Kapitels. Sie haben einfach keine Webcam.

Natürlich sollten Sie über einen ausreichend schnellen Internet-Anschluss verfügen. Alles andere wirkt erbärmlich.

Ihre Kamera zeigt nicht nur Sie, sondern auch einen schicken Hintergrund, der weder blendet (Lampen) noch den Eindruck erweckt, Sie würden in einer Höhle hausen. Der Hintergrund sollte einigermaßen hell sein. Achten Sie auch darauf, dass sich die Farbe Ihrer Kleidung vom Hintergrund (dunkler!) abhebt und somit keine seltsame Kontrastarmut hervorbringt (Sie könnten sonst wirken wie Marcel Marceau, wenn Sie vor einem dunklen Hintergrund ein dunkles Shirt tragen).

Selbstverständlich herrscht zu keinem Zeitpunkt ein Chaos in Ihrer Umgebung. Sie könnten gebeten werden, die Kamera zu schwenken. Das darf Sie vor keinerlei Probleme stellen.

Sollten Sie es sich gerne unrasiert und in unangemessenem Home-Zone-Outfit bequem machen, fallen Sie bei der ersten Übertragung schon durch das Raster. Game over.

Sie lassen sich auf eine Videoübertragung nur dann ein, wenn Ihre Gesprächspartnerin auch dazu bereit ist. Machen Sie sich nicht aus Versehen vor einer pubertierenden Schar junger Mädchen zum Affen. Dazu gehört auch, sich zu nichts überreden zu lassen, was Sie nicht möchten. Auch Frauen können zu üblen Scherzen aufgelegt sein. Versuchen auch Sie Ihrerseits, gar nicht erst „mehr sehen“ zu wollen – dazu wird es noch früh genug kommen.

Setzten Sie ein Zeitlimit. Wie auch bei allen anderen Verabredungen, sei es im Chat, per Mail oder selbst bei Ihrem ersten Date, sind Sie nicht bereit, sich stundenlang sinnlos an einem Ort festnageln zu lassen.

Wenn Ihre Flirtpartnerin weiß, dass Sie mit Kamera ausgestattet sind, wird sie sich dazu hinreißen lassen, Sie spontan vor die Kamera zu holen, sobald Sie online sind. Bedenken Sie: Sie haben mehrere Eisen gleichzeitig im Feuer. Seien Sie in Ihrer Optik auch darauf vorbereitet. Sie sollten sich unbedingt mit Ihrem Übertragungsprogramm vertraut machen und damit, wer Sie unter Umständen sehen kann, wenn Sie vor der Videoübertragung sitzen.
Sollte Ihnen nicht gefallen, was Sie sehen: Bleiben Sie um Gottes willen freundlich. Es kann sehr peinlich sein, wenn Sie die Session in irgendeiner Form negativ beenden. Schreiben Sie in diesem Fall lieber eine freundliche, aber bestimmte Mail.

Die richtige Tonart für Ihre Mail

Wir schaffen ein Bild von einem Mann. Das heißt, wir erzeugen eine „profilierende Illusion“, in der es nur indirekt um uns geht. Dabei schaffen wir aber Bilder, die unsere Charaktereigenschaften abbilden.
Zum Einstieg ein sehr einfaches Beispiel, wie man Illusionen schafft:
„Der einzigartige Glanz des Nagelneuen. Feuerroter Lack. Dach weg für freie Sicht auf den Herbsthimmel. Design und Fertigung der Kiste: aus der berühmtesten Sportautoschmiede der Welt. Made in Italy. Die Autobahn ohne Geschwindigkeitsbegrenzung wird zu meiner ultimativen fahrerischen Herausforderung. Der direkte Weg zur Leistungsgrenze für Mann und Maschine. Der Wahnsinn. Wo andere Fahrer sich spießig aneinander vorbeischieben, erkenne ich mobile Hindernisse, die ich fixiere, hoch konzentriert anpeile und – hoffentlich – auch nehme. Ich stelle mich immer voll aufs Gaspedal: Du und der Italiener gegen alle anderen. Gott, ich kann es kaum glauben, *ist das jetzt wirklich mein Auto*?“
Jepp. Das ist mein *Fiat Panda Fire.*
Beziehungsweise das war er. Mein erstes Auto. Mögen seine müden Kolben für immer in Frieden ruhen.
Entscheidend ist, welche Impulse wir setzen, welche Worte wir wählen und ob unsere Bilder gründlich emotionalisieren. Wir spielen ein Gesellschaftsspiel, in dem es um Gefühle geht. Unser Ziel: Emotionen wecken, die *für uns* sprechen.
„Ich mag schnelle Autos.“ So lautete die Konklusion der obigen Geschichte – nur eben in nicht witzig.
Damit behaupten wir nicht nur, dass wir schnelle Autos mögen. Wir beweisen auch, dass wir das Leben angenehm leicht nehmen und Humor haben.

Thema Humor. Heikel, heikel

Mehrheitlich geben Menschen an, sie hätten Humor. Die Frage ist, welchen und wie viel davon. Humor ist eine bidirektionale Angelegenheit.

Ein Geben und Nehmen. Wer gerne und von Herzen lacht, hat sicher Humor, ist ein „Nehmer". Das ist schön. Dabei muss derjenige nicht zwingend selbst lustig sein. Und da wird es mit dem Beweis, man hätte Humor, ganz schön dünn: „Wetten, ich muss lachen?" Geht nicht und klingt seltsam. Also übersetzen wir den Satz „Ich habe Humor" mit „Ich bringe dich zum Lachen". Damit kommen Sie weiter.

Sie haben bereits Spaß im Leben, den Sie gerne teilen wollen. Beim Flirten sind Geberqualitäten gefragt. „Mit Humor kann man Frauen am leichtesten verführen, denn die meisten Frauen lachen gerne, bevor sie anfangen zu küssen", sagte einer, der es wissen muss, nämlich Jerry Lewis. Selbstverständlich lasse ich Sie hier nicht allein mit der Aufforderung „Los! Seien Sie lustig!". Ich zeige Ihnen vielmehr, wie es geht. Zumindest im Rahmen der Kontaktaufnahme und der Konversation bis zum ersten Date. Dabei dürfen Sie gerne, wenn Sie es denn sind, ein ernster Mensch bleiben. Denn ein ernster Mensch zu sein und keinen Humor zu haben ist nicht das Gleiche.

Unsere Kommunikation stützt sich dabei auf dreierlei Merkmale, wir sind: *charmant, selbstironisch* und *frech.*

Warum selbstironisch? Weil es niemals unsympathisch sein kann, wenn man über sich selbst lacht bzw. sich nicht allzu bierernst nimmt. Sehr unsympathisch kann es nur werden, wenn man über andere lacht. Ironie gegenüber sich selbst zeugt auch von gesundem Selbstbewusstsein. Selbstironie ist, neben der Rettung von Welpen und Fohlen, vielleicht die sicherste Bank für das Gewinnen weiblicher Sympathien. Selbstverständlich gehen wir nicht so weit, dass wir am Ende als Loser dastehen.

Gekonnt necken

Frech kommt weiter! Frech und charmant kommt an. Nett zu necken ist enorm wichtig, will aber gelernt sein. Zu ambitioniert necken nennt man beleidigen. Die Grenzen dafür legt jeder geneckte Mensch für sich fest. Vorsicht ist also auch bei der klitzekleinsten Gemeinheit geboten.

Von Bösartigkeiten, vor allem aber Anspielungen auf körperliche Merkmale nehmen wir selbstverständlich Abstand. Sätze, die mit „Ich mag dein/e + physisches Attribut" eingeleitet werden, schießen einen mit

Lichtgeschwindigkeit ins Aus: „Ich mag dein süßes Doppelkinn, deinen niedlichen Silberblick oder deine festen Fesseln." Game over. Sofort. Und zwar bei jedem noch so viel versprechenden Flirt.
Zum Spiel gehören sie aber dennoch, die kleinen Frechheiten. Die spielerische Ablehnung ist Teil des Flirts, so baut sich Spannung auf.
Flirtet man in einer Bar vom Tisch zur Theke, also über die Distanz, sucht man den Blickkontakt (Interesse) und guckt dann wieder weg (Desinteresse). So geht das ein Weilchen hin und her. Alles andere wirkt aufdringlich, psychopathisch oder einigermaßen kurzsichtig.
Um also einen Anhaltspunkt für Neckisches zu erhalten, sehen wir uns sowohl das Bild als auch den Profiltext unseres „Opfers" genau an. Vor allem das Bild und was sich dort im Hintergrund abspielt. Wir suchen Details. Sei es eine Lampe im Hintergrund, ein Bild an der Wand, eine Haarspange, ein Halstuch, ein Accessoire. Sie werden etwas finden. Wenn nicht im Bild, dann im Text. Sehen Sie sich das Motto der Frau an, ihre Hobbys oder Statements. Darauf gehen Sie in Ihrem ersten Text ein.

Die Erstkommunikation

Lassen Sie uns zunächst aber davon ausgehen, dass wir die Konversation per E-Mail eröffnen. Die E-Mail ist dem Instant Messenger ganz klar vorzuziehen, weil dann die Konversation nicht in „Echtzeit" stattfindet und Ihnen mehr Zeit für kluge und gute Antworten bleibt. Schließlich haben Sie die Wahl der Mittel.
Wir senden die erste Botschaft an unsere erste Superfrau. Wir bitten nicht um Kontakt. Wir setzen einen Anreiz. Fordern die Frau heraus. Stellen den Hauptpreis in Aussicht: Sie.

Die Betreffzeile

Ein trivialer, aber netter Ansatz für Ihre Betreffzeile ist die Abwandlung der Formulierung, den die Single-Börse für den Standardkontakt verwendet. Attraktive Frauen erhalten mehrmals täglich Botschaften in ihrem Posteingang wie

- „...würde Sie gerne kennen lernen."
- „...hat Ihnen einen Wink geschickt."

Umso mehr wundern sie sich über:

- „…würde Sie *vielleicht* gerne mal kennen lernen."
- „…hat Ihnen einen Wink mit dem Zaunpfahl geschickt."

Diese Betreffzeilen (oder vielmehr ähnliche) benutzen Sie am besten, wenn das Profil wenig hergibt und Sie keine weiteren „Aufhänger" finden. Trotzdem haben Sie dann die Aufmerksamkeit auf Ihrer Seite und sie mit Ihrer Kreativität (ein wenig) beeindruckt.
Eine weitere Möglichkeit (die oft, gerne und nicht ohne Grund von Spammern benutzt wird) ist, so zu tun, als würden Sie auf eine Nachricht von ihr antworten.

- „Re: Re: Was heißt hier Papas Strickjacke?"
- „Re: Re: Der komische Vogel im Hindergrund ist mein Bruder!!!"

Dabei beziehen Sie sich wiederum auf ein Detail, das Ihnen nicht entgangen ist, und implizieren eine vorangegangene Konversation. Das wirkt doppelt. Erstens durch das „Re:", zweitens durch ein merkantiles Objekt, auf das sich Ihre zukünftige Flirtpartnerin mit Sicherheit angesprochen fühlt.
Noch mal zum Vergleich:

- „Hey Süße, melde Dich mal" zu beispielsweise
- „Re: Re: Mein Hut ist essbar".

Hier noch einige Beispiele zu Ihrer Unterstützung und Ermutigung. Geeignet sind vor allem sogenannte Cliffhanger, also angefangene Sätze, die erst einen Sinn ergeben, wenn man weiterklickt.

- „Und? Wie findest du das Angebot?"
- „Ich weiß ein paar sehr gute Gründe, warum du mich kennen lernen solltest."
- „Hast du schon mal Dim Sum gegessen?"
- „Wenn du keine Angst vor dem Fliegen hast?"
- „Bist du schon mal in Paris gewesen?"
- „Achtung, du könntest etwas verpassen…"
- „Verpasste Chance!"
- „Zu unserem ersten Date werde ich dich…"

- „Ich weiß, es kann abtörnend sein, aber…“
- „Komm ruhig näher…Hoffe, du bist nicht übermäßig besitzergreifend.“
- „Jung, talentiert und vor allem: verfügbar!“
- „Ganz bösartig.“
- „Kneifst du?“
- „Schau ruhig genauer hin. Du wirst es nicht bereuen.“
- „Manche verwechseln mich mit Brad Pitt.“
- „Wäre es nicht fabelhaft…“
- „Hier sind genau drei Dinge, die du über mich wissen solltest.“
- „Mit guten Überschriften kann man übrigens nicht nur Nachrichten verkaufen.“
- „Bei Nichtgefallen, Geld zurück garantiert.“
- „Auf jeden Fall mehr Spaß als eine Wachsbehandlung.“
- „Ich hab meine Brieftasche in Berlin liegen lassen.“
- „Meine Schuhe und mein Gürtel passen nicht zusammen.“

Ihr erster Text

Vor dem Schreiben noch einmal mein Mantra: Lesen Sie sich das Profil der Frauen, die Sie anschreiben, genau durch. Achten Sie dabei auf Besonderheiten. Ebenso sehen Sie sich die Bilder der Frauen an: Welche Umgebung sehen Sie? Trägt die Frau ein auffallendes Accessoire (große Sonnenbrille, Kette, Hut etc.)? Das erleichtert Ihnen erstens den Einstieg für Ihren Text, beweist zweitens Interesse und macht drittens klar, dass Sie keine vorgefertigten Mails massenweise und mehr oder weniger wahllos versenden.
Schreiben Sie keine Romane: Beschränken Sie sich auf drei bis vier Absätze – und gut. Schöne Frauen bekommen viel Post und viel zu lesen. Schrecken Sie also nicht schon durch den schieren Umfang Ihrer Nachricht ab.

Neben dem, wie eine Frau aussieht, kommt es auch sehr darauf an, was sie schreibt. Klingt banal, ist aber von größter Wichtigkeit in Ihrer Ansprache. Wenn Sie nicht wissen, wie „sie“ tickt, erschwert das ganz enorm die Tonality, die Sie an den Tag legen. Einige Fragen, die Sie sich noch vor der ersten Zeile stellen müssen, sind:
Hat sie Humor? Wenn ja, welchen: naiv, bissig, ironisch, albern, skurril, abgehoben?
Erscheint die Dame eher akademisch gebildet und legt Wert auf „gepflegte Konversation“, oder ist sie flapsig mit *g* und „lol“ unterwegs?
Können Sie leicht sexuelle Anspielungen ausmachen, oder ist sie diesbezüglich eher zart besaitet?
Können Sie darauf schließen, dass Sie aufgrund des Schreibstils eher hintersinnig schreiben müssen oder lieber direkt?
Wirkt sie konservativ, alternativ, esoterisch oder exoterisch, kindisch, businessmäßig, verklärt oder abgeklärt?
Sie müssen den richtigen Ton treffen. Dieses Buch kann Sie nur beraten – und nicht für Sie lesen und schreiben.
Machen Sie sich auch klar, dass Sie ein Gefühl für Ihre Anschreiben erst entwickeln müssen. Es wäre nahezu ein Wunder, wenn Ihr erster Versuch bereits der volle Erfolg wäre. Nicht jede Frau ist jeden Tag gleich gut gelaunt – und Sie ebenso wie ich sind nicht immer in Bestform. Üben Sie hemmungslos. Der Erfolg wird sich umso schneller für Sie einstellen.

Wie man garantiert ein Date bekommt

Wie man ihre Nummer garantiert *nicht* bekommt, ist, wenn man vorangegangene Kapitel übersprungen hat und sich auf das Studium dieses Abschnittes im Buch beschränken möchte. Denn dem ist bereits ein komplexer Prozess vorangegangen, der Wissen, Fingerspitzengefühl, Übung und ein gewisses Maß an Mut erfordert. Entgegen aller Annahmen handelt es sich auch vor dem Computer um den intelligenten Einsatz sozialer Kompetenz, von Charme und einer Reihe strategischer Interaktionen. Und Investitionen in Zeit und Arbeit, die letztendlich nur in einem einzigen Satz, nämlich der einfachen Frage nach der Telefonnummer, endet.

Über diesem Absatz steht „Wie man garantiert ein Date bekommt". Fragen wir uns also: Welchen Fremden geben wir unsere Telefonnummer – ohne groß zu zögern? Bekannten. Auch Bekannten von Bekannten, Geschäftspartnern (die Geschäftsnummer), Menschen, von denen wir uns etwas erwarten oder versprechen, die unser Vertrauen gewonnen haben, die uns integer, interessant erscheinen, denen wir einen gewissen Wert und Nutzen zumessen.

Über den Besuch der Profile haben wir uns bereits „kennen gelernt" bzw. vorgestellt. Per Mail/Nachrichten/Chat kommuniziere ich mit einer Frau immer genau so lange, bis ich weiß, dass ich das Niveau des Gesprächs nicht weiter steigern kann. Zeit, sich zu verabschieden. Zeit, nach der Nummer zu fragen. Befolgen Sie diesen Ratgeber, werden Sie Ihr Date auch bekommen. Garantiert.

Im Übrigen ist es auch kein Sieg zweiter Klasse, wenn sie Ihre Nummer wählt.

Genug der Theorie. Ab in die Praxis! Hier ein Beispieltext, der eigentlich alle strategischen Ansätze beinhaltet, die Sie brauchen. Alle nachfolgenden Konversationen sind im Feld erfolgreich getestet. Nur die Nicknames, die echten Namen und Nummern/Accounts wurden geändert (oder weggelassen). Die Antworten der Frauen habe ich 1:1 übernommen.

Beispiel 1

Auf Friendscout24 bin ich über eine hübsche Eventmanagerin gestolpert, die auf drei von vier Bildern in ihrem Profil entweder mit einem Halstuch oder einem Schal zu sehen war. Auf dem vierten Bild konnte man ihren Hals sehen, sie wollte also nichts verbergen, was ihr eventuell *wirklich peinlich* hätte sein können. Nutzen wir also diese Steilvorlage:

> Betreff: „old_chatahand würde sich gerne über Ihren Hals unterhalten.
> Hey Schakalaka!
> Auf deinen Bildern sind mir je ein Schal und ein Tuch um deinen Hals herum ins Auge gefallen. Ich bin, ehrlich gesagt, ein wenig besorgt um deine Gesundheit. Solltest du schlimmes Halsweh haben, empfehle ich dir dringend ein gutes, altes Rezept von meiner Oma: eine Tasse heiße Milch mit Honig! Das hilft und beugt sogar vor bei Ortsterminen, wenn du zu besonders zugigen Event-Locations musst.

Verbirgt dein Halstuch bzw. Schal allerdings einen leichtsinnigen Knutschfleck, hätte meine Oma sicher auch ein paar nützliche Tipps. Aber eher für mich.
Apropos zugig: Über deine zügige Nachricht würde ich mich sehr freuen. Da ich kratzige Stimmen bei Frauen wirklich prima finde, solltest du mich mal schnell nach meiner Telefonnummer fragen. Oder gleich mir deine geben.
Gerne dein persönlicher Halsberater, Fritz"

Wir analysieren nun ausführlich diesen Text:

old_shatahand schrieb:

Betreff: „old_chatahand würde sich gerne über Ihren Hals unterhalten."

Nicht bei allen Portalen gibt es die Möglichkeit, eine Betreffzeile zu formulieren. Wenn es sie gibt, nutzen Sie sie. Warum? Sie können bereits mit der Betreffzeile aus der Masse herausstechen. Wie viele Männer, glauben Sie, möchten sich wohl noch, so wie Sie, über „Ihren Hals unterhalten"? Der Sinn dieser Ansprache ist nicht zufällig gewählt, denn tatsächlich sind die Halstücher ein existentes Detail, das unserer Aufmerksamkeit nicht entgangen ist.

old_shatahand schrieb:

„…würde sich gerne (…) unterhalten"

…ist Teil einer vorgegebenen Standardantwort und sorgt zusammen mit dem Zusatz „…über deinen Hals" für eine plötzliche *Wendung von der tausendfach gelesenen Phrase ins sehr Persönliche. Das ist unsere erste emotionale Berührung mit der Frau. Wir haben somit nicht nur ihre Aufmerksamkeit geweckt, sondern einen hochwirksamen Teaser (engl. Aufmerksamkeitserreger) eingesetzt. Das heißt, wir nehmen eine Position ein, die für eine hübsche Frau extrem ungewöhnlich ist: Wo die breite Masse sich mehr oder weniger anbiedernd verhält, heben wir uns nicht nur auf gleiche Augenhöhe, sondern ein Stück darüber hinaus. Wir fordern sie heraus. Wir wissen bereits, dass wir sie haben können. Genau das geben wir auch an die Frau weiter: „Du musst dich bemühen, um mich zu bekommen."*

old_shatahand schrieb:

„Auf deinen Bildern sind mir je ein Schal und ein Tuch um deinen Hals herum ins Auge gefallen."

Dies ist keine standardisierte Mail... Wie auch? Und freundlich dazu, schließlich sehen wir uns die Profilfotos aufmerksam an. Und erkennen nicht nur „Du bist süß“, hast „schöne Augen“ oder ähnliche Floskeln. Wir erinnern uns: Trotz unserer selbstbewussten Haltung ist echtes Interesse an der Person eines der wichtigsten Attribute, um wiederum das Interesse der Frauen an uns weiter zu steigern.

old_shatahand schrieb:

„Ich bin, ehrlich gesagt, ein wenig besorgt um deine Gesundheit. Solltest du schlimmes Halsweh haben, empfehle ich dir dringend ein gutes, altes Rezept von meiner Oma: eine Tasse heiße Milch mit Honig! “

Hiermit schaffen wir eine einmalige Verbundenheit: Wir sorgen uns nicht nur um ihre Gesundheit, sondern bringen unsere Familienverbundenheit mit ins Spiel, setzen die Frau an den alten Eichentisch unserer Oma.

old_shatahand schrieb:

„Das hilft und beugt sogar vor bei Ortsterminen, wenn du zu besonders zugigen Event-Locations musst.“

Auch der Job ist uns nicht entgangen, wir implizieren sogar, dass sie Verantwortung trägt – schließlich ist sie nicht umsonst bei „zugigen Event-Locations“ vor Ort.

old_shatahand schrieb:

„Verbirgt dein Halstuch bzw. Schal allerdings einen leichtsinnigen Knutschfleck, hätte meine Oma sicher auch ein paar nützliche Tipps. Aber eher für mich.“

Jetzt werden wir frech, wir flirten. Als attraktive Frau unterstellen wir ihr viele Verehrer. Und machen uns über unsere fiktive Oma lustig, die nämlich eine „gute Schwieger(enkel-)tochter“ für uns aussuchen würde, die nicht herumknutscht.

old_shatahand schrieb:

„Da ich kratzige Stimmen bei Frauen wirklich prima finde, solltest du mich schnell nach meiner Telefonnummer fragen. Oder gleich mir deine geben.“

Wir wollen lieber schnell Antwort. Noch lieber wollen wir schnell mit ihr telefonieren. Damit halten wir nicht hinter dem Berg – und haben uns einen (wenn auch an den Haaren herbeigezogenen) Grund zur Eile

ausgedacht. Dabei lassen wir ihr die Wahl, ob sie uns anruft oder wir sie. Und wir sind uns sicher, dass sie ein Telefonat mit uns will. Das ist keck und witzig.
Was auch immer Sie schreiben: Beenden Sie Ihren Text mit einem sogenannten CTA (Call to Action), also einem direkten Aufruf für eine konkrete Handlung. Nicht umsonst endet so jede Art von kommerziellen Anschreiben. Ob Sie diesen CTA als PS anhängen oder in den Text einfließen lassen, ist egal. Nur fehlen sollte er nie, denn so banal das auch klingt: Er wirkt!
old_shatahand schrieb:
„Gerne dein persönlicher Halsberater, Fritz"
Diese kurze Zeile brauchen Sie als Einstieg für weitere Konversation. Das ist Ihr Thema. In Zukunft sind Sie der „persönliche Halsberater". Das macht Sie einzigartig und verschafft Ihnen einen hohen Wiedererkennungswert (CI = Corporate Identity).

In den nächsten Beispielen führen wir den Ablauf unserer Kommunikation weiter: Die erste Antwort auf ihre erste Antwort etc. bis zur Telefonnummer. Ist Ihr Text gelungen, wird die Frau auch antworten. Und das tut sie in den seltensten Fällen, weil sie eine Brieffreundschaft wünscht. Sollte dem so sein (was es durchaus gibt), antworten Sie ehrlich, dass Sie sich eher ein Date vorgestellt hätten. Schreiben können Sie auch Ihrer Tante in Amerika.
Also: Normalerweise kennt die Frau jetzt Ihr Bild, findet Sie witzig genug, um Ihnen zu antworten, und wartet ihrerseits auf Antwort. Stichpunkt warten. Jetzt lassen Sie sie warten. Kontaktieren Sie derweil noch ein paar andere Frauen.
Legen Sie sich einen Organizer auf Ihrem Rechner an, damit Sie nicht durcheinanderkommen und keine der Schönheiten vergessen. Sie werden das brauchen.
Halten Sie Ihre Antwort ein wenig knapp – wenn auch freundlich –, und schlagen Sie ein Telefongespräch vor. Viele Online-Ratgeber legen Ihnen nahe zu antworten, Sie hielten nichts vom Schreiben. Warum sollten Sie? Ein viel besseres Argument ist es, ehrlich zu sein. Immerhin hat Ihre

Nachricht bereits überzeugt.
In den weiteren Beispielen erhalten Sie die jeweilige Strategie, die selbstverständlich auf Ihr konkretes„Set“, also ihren Flirt, zugeschnitten ist, wiederum in kursiver Schrift.

Beispiel 2

Mein Anschreiben an eine hübsche Bayerin auf Finya ohne optische „Aufhänger“ – dafür mit einer kleinen Auffälligkeit im Text, die gleich (in meinem Anschreiben) offenkundig wird:
old_shatahand schrieb:
„Paulina! Pfui.“
Teaser
old_shatahand schrieb:
„Zur Frage nach einem „perfekten Wochenende“ schreibst du lustig vor dich hin: ‚Sex, mit Männern, die poppen können, haben leider viele nicht in die Wiege gelegt bekommen!‘“
Ein Satz, der Ihr Interesse am Profiltext der Frau beweist, und...
old_shatahand schrieb:
„Donnerwetter! Klar, vermutlich meinst du, du möchtest Sex mit Männern, die poppen können. Und nicht viele Männer hätten diese Kunst in die Wiege gelegt bekommen.
Dabei wird Poppen Männern gar nicht in die Wiege gelegt!“
...wir teasen. Verwirren in diesem Fall ein wenig.
old_shatahand schrieb:
„Gut. Mit Sicherheit kam die Mehrheit von ihnen genau dadurch da hinein. Aber ich habe jetzt mal genau darüber nachgedacht. Weil: Mir z. B. hatte man einen Plüschbären in die Wiege gelegt – und Gott bewahre – keinen Poppen.“
Zerstreuen Bedenken, stellen uns auf ihre Seite.
old_shatahand schrieb:
„Das ist jetzt schon ein wenig seltsam in dem Zusammenhang. Das erklär mir mal einer. Am besten du.“

Call to Action

old_shatahand schrieb:

„Ist ganz baff, Fritz"

Paulina antwortet:

„Du hast dir tatsächlich meine Fragen und Antworten durchgelesen, Respekt! Die Fragen sind so blöd, da kann man doch nur blöd antworten, oder?"

old_chatahand schrieb:

„Schön wär'‘s, wenn alle blöd antworten würden. Oder zumindest lustiger."

Wir stellen uns auf ihre Seite. Unterstellen, dass „die Konkurrenz" zwar nicht schläft, aber nicht gerade für Entertainment sorgt. Wir schaffen eine persönliche Bindung.

old_chatahand schrieb:

„Ja, logisch hab ich deine Antworten gelesen (die Fragen kannte ich schon, sind ja überall die gleichen...). Und ich sage eins: böse Paulina, böse Paulina, böse Paulina.

Und das ist gut so."

Teaser plus „zurückholen" per Zitat „und das ist gut so".

Paulina antwortet:

„Hm, die Paulina heißt übrigens Sxxx und du?"

old_chatahand schrieb:

„Fritz heißt Fritz. Auch wenn ich fast Frutz geschrieben hätte. Passiert mir oft. Manche nennen mich schon so. Ich glaub, ich hab eine u-i-Schwäche. Dimm. Beim Sprechen passiert mir das übrigens nicht. Fändest du es firchtbar schlumm, wenn wir telefonieren?"

Wir beichten. Beichten würden wir nicht jedem bzw. jeder. Und weil wir so offen und ehrlich sind, werden wir auch gleich noch ehrlicher und wollen telefonieren.

Paulina antwortet:

„u-i-Schwäche, das hast du dir ja nett ausgedacht:) 017xxxxxxxx"

Beispiel 3

Eine „Zora" postete als persönliches Statement folgenden Satz:

„Wünsche mir jemanden, der intellektuell was auf der Pfanne hat, der auch weiß was er will, und mit beiden Beinen im Leben steht."

Was, genau betrachtet, widersprüchlich ist. Inhalt und Zeichensetzung mögen nicht so recht miteinander harmonieren. Ansonsten schien die Frau aber sehr smart. Gut für den Angriff...

old_chatahand schrieb:

„Zora, setzen, sechs!"

Teaser

old_shatahand schrieb:

„Nach ‚weiß' käme ein Komma. Allein schon wegen deiner intellektuellen Pfanne."

Teasing durch Herabsetzung und „Verbesserung" der Interpunktion und die Ironie der „intellektuellen Pfanne". Hier sei angemerkt, dass das nur geht, wenn die Frau ansonsten eher sicher im Umgang mit der Sprache ist. Alles andere wäre peinlich und geht mit Sicherheit nach hinten los.

old_shatahand schrieb:

„Dideldumdideldei, Fritz"

Gewollt alberner Satz, um nicht zu sehr als Klugscheißer dazustehen.

Zora antwortet:

„Ein ganz Schlauer...hmmm?"

old_chatahand schrieb:

„Nein, eigentlich hat mir dein rotes Kleid gut gefallen. Hätt' ich das vielleicht schreiben sollen? Hmmmm? Fritz"

Sie hat angebissen und will, dass wir weiter schreiben. Das sagt uns das „hmmm?". Jetzt entfernen wir uns vom Thema Schlauberger und suchen die Verbindung.

Zora antwortet:

„Rosa ist das, mein Lieber... nicht rot!! Farbenblind oder vergesslich? ;o)"

old_chatahand schrieb:

„Jessasmaria. Frau Zora sind aber ziemlich eigen mit Ihren Farben... und die Blumen sind doch rot. Ich wette, du hast das selbst genäht – wie heißt du eigentlich? Die Rosa Zora?"

Teaser + Kompliment + Interesse (wir wissen aus ihrem Profil, dass sie modeschöpfend arbeitet).

old_shatahand schrieb:

„Ist eigen mit Namen, Fritz."

Zora antwortet:

„Stimmt. Haste gesehen, dass das mein Beruf ist. Ich heiß nicht Zora, sondern Cxxx, und du schreibst lustig. Chattest du?"

old_chatahand antwortet:

„Ja, aber viel lustiger bin ich am Telefon, denn gechattet haben wir ja jetzt schon."

Sie hat definitiv Interesse an unseren old_chatahand Fritz gefunden. Zeit für die Breitseite.

Zora antwortet:

„…aber ich… mag meine Nummer eigentlich keinem Fremden geben. Kennst du Skype?"

old_chatahand:

„Klar. Da können wir dann chatten und gleichzeitig telefonieren. Mein Account: xxxxx"

Beispiel 4

Auch das kommt vor: „Frau sucht Frau". Sehr oft bei sehr attraktiven Frauen – und landet trotzdem auf deinem Profil. Das ist seltsam. Seltsam genug für einen „Hook", sprich einen Aufhänger, für uns einzuhaken.

old_chatahand schrieb:

„Liebe Estrella_80!

Ähhh: Meinst du wirklich, ich bin die richtige Frau für dich? Ich konnt' mich jetzt einfach nicht beherrschen, wo du schon mal da warst. Schlimm? Schlimm, Fritz"

Kürzer geht es nicht: Wir sind waghalsig genug, um „Estrellas" Interesse an uns zu unterstellen, beweisen unsere Aufmerksamkeit, indem wir gesehen haben, dass sie eigentlich eine Frau sucht, und bauen unseren CTA als ein „Schlimm?" ein.

Estrella_80 schrieb:

„Ich habe Langeweile… schaue mir einfach die Männer an :P:P:P

Wer's glaubt, wird selig. Aber wir spielen mit – und tun so, als würden wir uns „verabschieden":

old_chatahand schrieb:

„Männer sind langweilig zum Angucken. Liebe Estrella, wir schau'n Frau'n! Hab Spaß, Fritz"

Estrella_80 schrieb:

„:)))))vice versa Fritz"

Na also. Hätte sie kein Interesse an Männern, würde sie überhaupt nicht antworten. Schon gleich gar nicht mit einem zehnfachen Smiley.

old_chatahand schrieb:

„Noch eins vielleicht: vice versa ist nett gemeint. Heißt aber, glaube ich: „umgekehrt, andersherum". Aber wem sag ich das…
Sorry, war nur 'n Witz, Fritz"

Nun mussten wir „Estrella" helfen, das Thema „Sucht Frau" zu erledigen – und bringen das aufkeimende Gespräch in diese Richtung. Mit Bedacht!

Estrella_80 schrieb:

„Stimmt auch nicht. Ich habe nur ‚suche Frauen' in meinem Profil angegeben, weil die Herren sonst zu aufdringlich sind. Hab' mir dein Profil angesehen. Siehst nett aus. Bisschen klein…"

War uns arschklar. Und bekommen die Einladung zur Eskalation. Mein Pech, dass ich mit knapp unter 1,80 nicht der größte Mann der Welt bin. Was sie scheinbar nicht stört.

old_chatahand schrieb:

„1. Stimmt auch nicht – das freut mich sehr.
2. Hab' mir dein Profil angesehen – das freut mich auch.
3. Siehst nett aus – das freut mich auch sehr.
4. Bisschen klein – bisschen frech? Du bist gleich groß…
5. Apropos gleich: Deine Postleitzahl ähnelt meiner."

Die alte Mechanik. Unser Stilmittel „Liste" mit stereotypen Kommentaren dient als eine leichte Herabsetzung. Immer gut: wenn die Postleitzahl stimmt! Hier bietet sich die wunderbare Möglichkeit, richtig schnell zu daten.

Estrella_80 schrieb:
„Uups. Stimmt. Wo wohnst du so?"
old_chatahand schrieb:
„Gleich vis-à-vis von (Kultkneipe)."
Estrella_80 schrieb:
„Cool. Komisch, kenn dich gar nicht… übersehen? Wohne aber auch noch nicht lange hier."
Kennt mich nicht, will das aber offensichtlich ändern. Ich auch. Attacke!
old_chatahand schrieb:
„Übersehen??? Bäh. Auf zwei Halbe? Auf uns zwei ‚Kurze'. So in einer Stunde."
Mit „Halbe" ist natürlich Bier gemeint. „So in einer Stunde" ist absichtlich mit einem Punkt statt Fragezeichen interpunktiert: Wir sind sicher, dass sie kommt, und müssen nicht lange bitten.
Estrella_80 schrieb:
„:-))) Gut."

Beispiel 5

Man „besucht" das Profil einer wirklich ausnehmend schönen Frau – und bingo! hat sie einem den Gegenbesuch abgestattet. Das ist Glück. Problematisch bei „ihr": Sie hatte fast keine Angaben im Profil (war aber auch kein Fake, das konnte man an den verschiedenen Fotos an sehr verschiedenen Locations ausmachen) und bot wenig griffiges Material für ein Anschreiben. Klar, wozu sich die Mühe machen. Derart attraktive Frauen werden sowieso bombardiert. Der Plan: extra frech aus der Reserve locken.
old_chatahand schrieb:
„He! Hey, was fällt dir denn ein! Schleicht hier herum und hat nicht eine Zeile über sich in ihrem Profil zu sagen? Was um Himmels willen soll man dir denn schreiben? ‚Hey Süße, hrmblbl…Augen… blrbl…Haare… melden… bla?' Fragt dich, rising_sun, frech, Fritz"
Schöne, smarte Frauen brauchen keine Komplimente an dieser Stelle. Selbstbewusstsein ist gefragt. Wir stellen uns aber durch „Hey Süße, hrmblbl...Augen... blrbl...Haare... melden... bla?" unauffällig an ihre

Seite. Wir wissen, dass die meisten Typen ebendiesen Sermon ablassen – und unterstellen ihr, dreist, wie wir sind, die Schuld daran.

rising_sun schrieb:

"…so oder so ähnlich wäre das schon mal ein Anfang…"

old_chatahand schrieb:

„Pfff. Na gut, wenn du meinst: Hey Süße! Tolle Augen, prima Haare… So mag ich nicht weiterschreiben. Du bist dran."

Je schöner, desto härter. Wir fordern SIE auf, uns zu zeigen, dass sich der Flirt mit ihr lohnt.

rising_sun schrieb:

„…was magst du denn weiter schreiben?"

Tja, und so ist es mit den besten Mädels, sie haben es nicht nötig, sich besondere Mühe zu geben. „Nötig" haben wir aber auch nichts. Im Gegenteil. Sie will ja bereits unsere Aufmerksamkeit. Und die ist nicht umsonst.

old_chatahand schrieb:

„Gut. Wir spielen ‚Fuck, Marry, Kill'."

rising_sun schrieb:

„Was?"

old_chatahand schrieb:

„Ich zeig dir einen Typen hier im Portal, und du sagst entweder ‚Fuck', ‚Marry' oder ‚Kill' – und warum."

rising_sun schrieb:

„Nö, spiel ich sooo nicht mit dir. Aber was würdest du umgekehrt zu mir sagen?"

Jetzt ein Kompliment – und der Chat ist tot, das Date wäre sozusagen gestorben. Also:

old_chatahand schrieb:

„Kill."

rising_sun schrieb:

„Kill??? Fuck!"

old_chatahand schrieb:

„Fuck???"

rising_sun schrieb:
„Hm."
old_chatahand schrieb:
„Können wir unsere Brieffreundschaft am Telefon fortsetzen?"
rising_sun schrieb:
„016xxxxxxxx"

Beispiel 6

Da es, wie gesagt, gar nicht selten ist, dass besonders die begehrteren Frauen wenig schriftliche Anhalts- und Ansatzpunkte in ihren Profilen posten, hier noch ein Beispiel für die Aktion „Frech kommt weiter".
old_chatahand schrieb:
„HowdyGirl-to-go! Also eigentlich ist ja blond gar nicht so mein Typ, aber auf dem einen Bild siehst du echt ganz nett aus."
Girl-to-go schrieb:
„Was soll das denn heißen??? War das jetzt ein Kompliment? Welches Bild meinst du denn???"
Mit diesem leicht kontroversen und provozierenden Gesprächsaufhänger habe ich sie offensichtlich wachgerüttelt.
old_chatahand schrieb:
„Das war lediglich eine Feststellung."
Ich gehe bewusst nicht auf ihre Frage nach welchem Bild ein.
Girl-to-go schrieb:
„Oh verstehe. Kompliment wär' mir aber lieber gewesen… ☺"
old_chatahand schrieb:
„Na gut, dann eben ein Kompliment – du bist das tollste Mädchen, das ich je im ganzen Internet gesehen habe. Willst mich vielleicht heiraten???"
Girl-to-go schrieb:
„Woa, du Arsch… !! ☺ So was ist mir ja auch noch nicht passiert… Wie heißt du eigentlich, wenn du mich hier schon so fertigmachst? ☺"
„Kompliment wäre mir lieber gewesen" also. Ganz wunderbare Antwort. 1:0 für uns. Daher dann auch das übertriebene Kompliment, das wiederum als kleine ironische Degradierung diente. Nun, wo sie *mich nach* meinem *Namen fragt, ist der Rest nahezu nur noch Formsache.*

old_shatahand schrieb:

„Ich Arsch heiß' auch noch Fritz. Nachdem das geklärt ist, können wir jetzt heiraten. Oder meinst du, ich sollte vorher wissen, wie *du* heißt?"

Girl-to-go schrieb:

„Ich heiß Selma. Fritz ist irgendwie lustig ☺, heiraten tue ich dich aber noch lang nicht, da muss schon noch was kommen."

old_chatahand schrieb:

„Pfff. Selma! Das finde ich jetzt fast übervorsichtig. Was soll denn kommen? Eine jahrelange Brieffreundschaft? Nach gemeinsamem Altwerden vor dem PC ist mir nicht. Oder meinst du, wir sollten mal kurz telefonieren?"

Girl-to-go schrieb:

„Hm, weiß nicht. Meine Nummer geb ich nicht so gerne einfach so her."

old_chatahand schrieb:

„Liebe Selma! Na gut, dann gib halt noch was dazu."

Girl-to-go schrieb:

„Hihi, witzig der Herr. Was soll ich denn noch dazugeben?"

old_chatahand schrieb:

„Den Abend, an dem wir uns verabreden."

Girl-to-go schrieb:

„Mir wär lieber, wir würden uns hier gleich verabreden."

Die Sonderfälle: Web-Communities und Foren

Social-Networking-Portale sind primär dafür gedacht, dass sich Menschen zu bestimmten Themen untereinander vernetzen, austauschen und Kontakte knüpfen.

Das bietet nebenbei eine willkommene Möglichkeit, ganz unbefangen zu flirten.

Testsieger Xing beispielsweise könnte man auch als Partnerbörse für High Potentials titulieren, und zwar in vielerlei Hinsicht. An kaum einem anderen Ort wird so häufig und heftig geflirtet wie am Arbeitsplatz. Netzwerke wie Xing repräsentieren einen nahezu perfekten Spiegel der (arbeitenden) Bevölkerung inklusive aller dort vorhandenen emotionalen und zwischenmenschlichen Aktivitäten.

Es versteht sich von selbst, dass flache Anmachen wie „Hey, wie geht's", die auf Single-Portalen schon nicht gut ankommen, auf Social-Network-Portalen noch wesentlich deplatzierter sind. Ist jedoch das Eis gebrochen, steht dem Flirt bis hin zum Treffen nichts mehr im Wege. Im Gegenteil: Während geschäftliche und private Kontaktdaten im Single-Netzwerk mühsam erfragt werden müssen, kann man bei Xing per Häkchen darüber entscheiden, welche Daten der Partner einsehen darf und welche nicht. An dieser Stelle wollen wir aber nicht näher auf (Partner-) Suchfunktionen und die einzelnen Tools und Preise der Seiten eingehen (dies tun wir ausführlich in Kapitel 8).

Widmen wir uns der Tonality, derer wir uns bedienen.

Ein Blick in die jeweiligen Foren der Seiten zeigt, ob sich hier Fremde duzen oder grundsätzlich mit Sie ansprechen. Daran werden auch wir uns halten.

Für den Grund unserer Kontaktaufnahmen bietet sich eine unglaubliche Fülle an Informationen: Persönliches wie „Ich suche", „Ich biete" oder „Interessen", berufliche und schulische Werdegänge und – last but not least – die Übersicht über die gemeinsamen Bekannten, Kontakte und Kontakte von Kontakten. Also nahezu freie Auswahl, um unser „integeres" Interesse an einer Sache oder einem gemeinsamen Bekannten zu bekunden.

Damit wir aber nicht vorpreschen und nach einem „Hallo, so ein Zufall, Sie interessieren sich auch für die Kanarischen Inseln?" verbal erschöpft sind, müssen wir uns vorher eine Strategie fürs Gespräch zurechtlegen. Berufliches Interesse ist unauffälliger als gemeinsame Hobbys. Wählen Sie also ein Thema, bei dem Sie sich gut auskennen, überlegen sich eine kluge Frage oder Fragen und gehen mit diesem Topic zur Suchfunktion. Selbst mit einer eher weniger geschäftsmäßigen Eingabe wie „Punkrock" erhalten Sie deutschlandweit über 220 Einträge.

Sie können sich aber auch andersherum querbeet auf die Suche nach attraktiven Frauen machen, und wenn Ihnen dabei eine besonders ins Auge sticht, machen Sie Halt, gucken sich auf dem Profil um und suchen sich ein Detail, an dem Sie Ihren Hook setzen.

Ihr Anschreiben für Business-Networks (wie z. B. Xing)

Beispiel 1

Eine wunderschöne Dame hat eine Cocktailbar nicht weit von Ihrer Heimat. Müssen Sie da nicht just in der Nähe Kunden ausführen? Der beste Grund für eine schnelle Kontaktaufnahme. Dass letztendlich der Kunde vom Auftrag abspringt – Sie sind schließlich kein Hellseher.

„Liebe Frau W.!
Auf meiner Suche nach einer geeigneten Location in Beispielstadt, bin ich auf Ihre Cocktailbar gestoßen: Anfang nächsten Jahres plane ich ein Meeting mit ca. 25 Kunden und Geschäftspartnern, welches in gehobener Atmosphäre und einem angenehmen Ambiente ausklingen soll.
Ich darf sagen, dass mir die Bilder auf Ihrer Website auf Anhieb zugesagt haben und ich meine, die perfekte Location bei Ihnen gefunden zu haben.
Ich wäre erfreut, wenn Sie mir eine kurze Nachricht schicken, wenn Ihrerseits Interesse an einem solchen Event besteht.
Mit den besten Grüßen,
xxx“

Noch einfacher geht es, wenn Sie sich bei einer themenspezifischen Interessengruppe anmelden (Ihr eigenes Interesse am Thema vorausgesetzt) und sich dort „umsehen“. Vermeiden Sie allerdings den Fehler, den alle machen. „Laufen“, denkt die Mehrheit der Männer „da melde ich mich an und hab’ mir nichts, dir nichts ein Date zum Joggen.“ So einfach ist das nicht. Es geht viel einfacher.

Beispiel 2

Suchen Sie sich eine „Gruppe“, die von Frauen dominiert wird. Mode.

Posten Sie Ihren eigenen Thread:

„Wie soll ich mich angemessen kleiden, wenn es draußen 35 Grad im Schatten hat – und ich Geschäftskunden besuche?“

Öffnen Sie Türen und lassen sie sich selbige gleich einrennen.

Ihr Thread:

„Windsor oder Plattsburgh? Erkennen Sie den Unterschied, wie ich meine Krawatte gebunden habe?"
Damit werden Sie viel Spaß haben – und müssen Frauen alles andere als „anbaggern".

Beispiel 3

Sind Sie nicht eben aktuell auf der Suche nach einer jungen, begabten Fotografin für Ihr Profilfoto? Oder einer Grafikerin, die Ihre vorhandenen Bilder mit „Photoshop" oder einem ähnlichen Bildbearbeitungsprogramm ein wenig flott macht? Praktisch, da kann man ja gleich zwei Anliegen miteinander verbinden. Fotos für Sie als Verführer. Und eine Fotografin für Sie als Verführer. Sie müssen ja nicht gleich erzählen, wofür Sie ein hübsches Portrait brauchen. Übrigens findet man bei vielen Freelancern (Freiberuflern), und nach solchen können Sie auf Business-Plattformen explizit Ihre Suche einstellen – so auch nach Ihrem geografischen Umkreis, oft auch gleich deren Web-Präsenz. Und damit vermutlich auch weitere Kontaktdaten.

Sie chatten

Chatten können Sie mit Ihren Kumpels. Chatten ist Zeitverschwendung, wenn Sie ein Date haben möchten.
Lädt eine Frau zum Chat ein, lehnen Sie aber nicht direkt ab. Stellen Sie lieber klar, dass Ihnen das nicht liege, einfach schon deswegen, weil man im Chat viel zu viel Zeit allein vor dem Computer hänge. Sie haben Besseres zu tun, und das dürfen Sie gerne sagen: Sport, Ausgehen, Freunde treffen oder kulturelle Veranstaltungen hätten für Sie einen höheren Stellenwert, als stundenlang Halbsätze durch die Welt zu schicken.
Sollte die Frau allerdings darauf bestehen – und Ihr Gefühl sagt Ihnen, dass sich ein wenig chatten lohnt und es sich somit nicht verhindern lässt –, müssen Sie auch nicht verkrampfen und die Sache hinschmeißen. Aber Sie sollten sich an eine der folgenden drei Strategien halten:

Chat & Circumstances

Sie stellen also fest, dass Sie nicht gerne chatten: „Mir liegen Was-machst-du-sonst-noch-so-Themenbereiche und Emoticons nicht so besonders." Sie sind aber dazu bereit, wenn Sie eine freundliche Frage stellen dürfen, die sie beantworten muss. Der Trick ist, dass Ihre Frage sich zwar im Chat beantworten lässt – aber an sich zu komplex für diese Kommunikationsebene ist.
Hier eine Liste der Fragen, die sich dafür großartig eignen:

- „Was an dir findest du besonders sexy?"
- „Welche besonders schöne Erfahrung hast du in deiner Schulzeit gemacht?"
- „Wann in deinem Leben hast du dich besonders gut gefühlt?"
- „Erinnerst du dich daran, als du das erste Mal richtig verliebt warst? Wie hat sich das angefühlt?"
- „Wie gut kennst du dich selbst?"
- „Welche deiner Eigenschaften kennen die wenigsten Leute?"
- „Was hast du noch nie jemandem verraten?"
- „Was war das Peinlichste, das dir jemals bei einem Date passiert ist?"

Durch dieses kleine Spielchen gewinnen Sie eine Menge Vorteile, die Ihnen den Weg in die Realität ebnen: Jeder Mensch empfindet Interesse an seiner Person, seinen Norm- und Wertvorstellungen als positiv. Außerdem erhalten Sie dabei ein ganze Reihe von Aussagen zu der Persönlichkeit einer Frau, die Ihnen wiederum strategische Vorteile – und Vorlagen – für Ihre Antwort im Chat sichern.
Im Verlauf eines wenig oberflächlichen Gesprächs erweist sich der Chat auch für die Frau als nicht sehr probates Mittel der Kommunikation. Quod erat demonstrandum.
Früher oder später sind Sie längst „im Thema", sind beide relaxed, haben sich emotional vertieft – oder Sie sind an der Reihe mit einer persönlichen Frage: „Findest du nicht, wir könnten jetzt mal ganz vorsichtig telefonieren?"

Chat ad absurdum

Mein Mail lautete:
„Stell dir vor, wir sind in einem Club, du stehst an der Theke in einigen Metern Abstand zu mir, und wir flirten und finden uns ganz gut. Aber keiner von uns beiden wagt es, auf den anderen zuzugehen, ihn anzusprechen, und deshalb beginnen wir, uns über die Distanz in Zeichensprache zu unterhalten. Dabei stelle ich mich nicht allzu geschickt an, ich habe meinen Cocktail verschüttet – und den meines Nachbarn –, und du hältst mich für einen Idioten. Ich mich auch."
Diese Mail verschicke ich an Frauen, die mich in den Chat „hineingezwungen haben". Die Reaktion ist immer die gleiche: „Was meinst du damit?"
Die Antwort gebe ich Ihnen gleich.
Grundsätzlich gilt: Sie werden keine Frau mit Druck dazu bringen, mit Ihnen zu telefonieren. Entweder sie fällt diese Entscheidung von sich aus – oder nicht. Um diese Entscheidung aber zu erleichtern, nutzen wir eine Strategie: Wir fahren unseren Schutzschild herunter nach dem Motto „Wir flirten, finden uns gut, ich bin ungeschickt, du hältst mich für einen Idioten". Vertrauen hat immer etwas mit Überlegenheit zu tun. Plötzlich sind wir (angeblich) auf unsicherem Terrain – nicht mehr die Frau. Aus dieser Position heraus ist es für eine Frau wesentlich leichter, erstens die „Kontrolle" zu übernehmen und zweitens zu erkennen, dass es wohl kaum riskant, sondern schon fast absurd ist. Folglich dürfte es für die Frau auch nicht weiter bedenklich sein, eine Nummer, nämlich Ihre Nummer, zu wählen.
Hier also meine Antwort (Sie ahnen es bereits):
„Genau so fühle ich mich im Chat. Albern. Außerdem möchte ich hören, wie deine Stimme klingt, wenn wir uns wahlweise an- oder auslachen. Wie wäre es also, wenn wir mal telefonieren?"

Chat mit Headset

Beides, Chat und Telefon (via IP) bietet Skype. Hier ist der Schritt vom Geschriebenen zum Gesprochenen minimal. Voraussetzung: Beide verfügen sowohl über einen (oder mehrere!) Account und die nötige Hardware, etwa ein Headset. Die Hemmschwelle hier zu switchen ist ein echtes Kinderspiel und ergibt sich fast von selbst. Das „Jetzt können wir auch gleich telefonieren“ liegt quasi schon in der Skype-Luft.

Sie telefonieren

Machen Sie sich schon vor dem Anruf Notizen: Wenn Sie mit einer Frau bereits per Mail Kontakt haben und ihr schon Ihre Handy-Nummer gegeben haben, sollten Sie auch auf die entsprechende Dame vorbereitet sein, also wissen, was in ihrem Profil steht, und das korrekte Bild vor Augen haben. Kurz, Sie sollten wissen, wer Sie anruft.

Das klingt zunächst einfach. Was aber, wenn Sie bereits 50 Kontakte geknüpft haben? Dann sollten Sie den Überblick nicht verlieren bzw. schleunigst gewinnen. Hier lohnen sich ein kleines Notizbüchlein (auch ein elektronisches) sowie Stift und Zettel.

Etwas anderes ist es, wenn Sie die Nummer einer Frau bereits haben. Dann lesen Sie noch mal kurz ihr Profil sowie Mails durch, damit Sie am besten an der letzten Konversation anknüpfen können.

Nützlich ist es übrigens auch, eine konkrete Uhrzeit, praktischerweise in der letzten E-Mail, zu vereinbaren.

- Einigen Sie sich per Mail darauf, wer wen anruft. In der Regel wird die Frau Sie anrufen wollen, um sicher zu gehen, dass sie in Zukunft nicht belästigt wird, wenn sie einmal ihre Nummer rausgerückt hat.
- Melden Sie sich mit Ihrem Namen und dem kurzen Hinweis, von welchem Single-Portal Sie sich kennen. Der Profi allerdings hat sich längst im vorangegangenen E-Mail-Kontakt mit einer Frau so intensiv ausgetauscht, dass es möglicherweise bereits einen (eigens erdachten!) Spitznamen gibt oder etwas, worüber Sie sich gemeinsam amüsiert haben. Ein viel coolerer Einstieg wäre also, wenn man gleich wieder bei der letzten Online-Konversation einsteigt, z. B.: „Hey, hier ist dein Halsberater! Mir ist gerade noch was zum Thema Oma eingefallen…“

Arbeiten Sie bei Ihren Mails bereits daraufhin, dass Sie eine Gemeinsamkeit entwickeln. Das kann z. B. eine Abneigung gegen Uli-Stein-Socken oder die Vorliebe für Seeteufel sein. Irgendetwas Griffiges, wodurch die Angerufene gleich weiß, wer dran ist.

- Das Gespräch relativ kurz halten. Das ist eine Möglichkeit, um das Interesse für ein weiteres Gespräch aufrechtzuerhalten.
- Weil man nie weiß, ob das Telefonat nicht vielleicht ein absolutes Desaster wird, gibt es einen einfachen Trick, nämlich zu Beginn des Gesprächs darauf hinzuweisen, dass man gleich weg muss. Dann können Sie im Zweifelsfall das Gespräch schnell und schmerzlos beenden.
- Notieren Sie sich Ihre Fragen, wenn Sie sicher gehen möchten, nichts zu vergessen. Aber nicht gleich mit allzu Tiefgründigem anfangen.
- Schützen Sie Ihre Anonymität. Besser ist, immer Ihre Prepaid-Handy-Nummer anzugeben. Festnetzanschlüsse kann man im Zweifelsfall sogar googeln…
- Niemand ist beim Online-Dating vor unliebsamen Überraschungen gefeit: Wenn eine Frau Sie wissen lässt, dass man sie abends besser nicht oder nie anrufen sollte, heißt das vermutlich, dass dann ihr Ehemann zu Hause sitzt. Legen Sie ihr also kein Ei, und rufen Sie nur dann an, wenn es auch wirklich passt.
- Ebenso wenig wie einer Brieffreundschaft sind Sie stundenlangen Telefonaten gegenüber aufgeschlossen. „Wir können gerne noch ein paar Mal telefonieren. Wir können aber auch ein Bier oder einen Kaffee trinken und uns gegenübersitzen. Was hältst du davon?“ So machen Sie wenig Druck, denn Sie stellen durchaus ein weiteres Telefonat in Aussicht, bringen aber Ihr Anliegen auf den Punkt. Sie wollen sich „live“ begutachten.
- Das Gespräch immer in einem positiven und gut gelaunten Ton beenden. Auch davon hängt ab, ob und wie es weitergeht. Auch wenn das Gespräch insgesamt super läuft, sollten Sie am Ende deutlich etwas Nettes sagen.

- Schicken Sie auf jeden Fall kurz darauf eine Follow-up-Mail, wenn Sie ein gutes Gespräch hatten, etwa im Sinne von „Hey, das war ein richtig nettes Gespräch. Tut mir leid, dass ich dann so schnell wegmusste." Auch nutzen wir wieder einen CTA: „Lass uns das in jedem Fall wiederholen. Wir sehen uns ja am Dingstag. Ich freue mich schon."
- Wenn Sie sich inzwischen absolut sicher sind, dass Sie die Frau nicht weiter kennen lernen möchten, sagen Sie das bitte konkret in diesem ersten Telefonat. Die meisten sind da eher dankbar dafür. Aber bleiben Sie geschmeidig und sagen etwas wie: „Hör zu, ich muss jetzt leider weg. Du bist wirklich sehr nett, aber ich habe trotzdem das Gefühl, dass wir nicht so recht zusammenpassen.
Ich wünsch dir noch viel Glück beim Online-Dating."
- Also niemals einfach auflegen. Das ist absolut unhöflich. Auch Interesse vorspielen, wo keines ist, führt zu nichts als peinlichen Situationen. Bleiben Sie fair. Andersherum ist es übrigens auch selbstverständlich, nicht penetrant nachzuhaken – sollte man nicht der Auserwählte sein.
- Wenn sie dennoch nicht aufgeben will, bleiben Sie unverbindlich, schicken ihr aber in den nächsten Tagen eine E-Mail, dass Sie glauben, einfach nicht zusammenzupassen und dass Sie den Kontakt nicht weiter fortführen möchten.

Siebtes Kapitel

Sie gehen offline. Das Date

Sie gehen aus! Sie haben ein Date. Erwarten Sie von mir bitte keine Tipps, was Ihr Outfit betrifft. Die haben Sie bereits im Kapitel „Ihr Foto“ erhalten. Ich kenne Ihren Stil schließlich nicht. Auch bin ich weder Ihr bester Freund oder Freundin noch Ihre Mutter. Wichtige Hinweise wie „sauber und ordentlich“ behalte ich an dieser Stelle für mich.

Nichtsdestotrotz *ist* Ihr Outfit wichtig. Ebenso wichtig wie Ihr Haarschnitt und Ihre körperhygienische Verfassung. Sollten Sie nicht ohnehin Italiener oder ein mode- und stilbewusster Typ sein, können Sie Ihr Date gerne als Anstoß nehmen, sich selbst und den Inhalt Ihres Schrankes nach zeitgemäßen, frischen Attributen zu inspizieren. Unzählige Magazine und Zeitschriften sowie ein Streifzug durch die Klamottenläden Ihres Vertrauens können dabei helfen. Zumindest besser als ich von dieser Stelle aus.

Die Wahl des optimalen Treffpunktes

Der einzig optimale Endpunkt für das Date ist das Bett. Vorher gilt es jedoch, noch einige Stationen zu durchlaufen. Das dürfen Sie gerne wörtlich nehmen. Hier soll der Spaß im Vordergrund stehen. Und eine Überlegung: Sie brauchen zwei belebte Kneipen, zwei ruhigere Bars und einen Plan für ein neues Treffen.

Wir sollten es uns nicht nehmen lassen, bei der Frage nach dem Ort für das erste Treffen auch den ersten Schritt zu unternehmen: Sie sind derjenige, der die Vorschläge macht. Schon allein deswegen, weil Dominanz besser ist als etwa: „Ich weiß nicht wohin, schlag du doch was vor.“ Schließlich wissen wir ganz genau, wo das Leben lustig ist, und sind bereit, den Spaß zu teilen. Lassen Sie die Frau entscheiden, wird sie Orte vorschlagen, wo sie schon oft war, am Ende gesellen sich noch ihre Freundinnen dazu, und Sie müssen gleich vor eine Horde Frauen und Freunden performen. Das wollen wir verhindern. Mit uns bricht schließlich eine neue Episode im Leben der Dame an, und dafür brauchen wir ihre ungeteilte Aufmerksamkeit. Wenn wir das wünschen.

Unter dem Aspekt, was *wir* wünschen, legen *wir* auch den ersten Ort bzw. die erste Station beim ersten Date fest. Auch wenn wir dort nicht lange bleiben. Denn: Wir haben ja noch ein weiteres Date an diesem Abend! Doch dazu später.

Geeignet sind alle Orte, an denen man nicht allein ist, an denen ein gewisser Lärmpegel herrscht und der zentral gelegen ist. Eine Kneipe, ein Café. Wer hätte das gedacht.

Abzuraten ist unbedingt von Restaurants, Kinos, allzu leeren Bars (zunächst), von Parks, vor allem aber machen wir einen weiten Bogen um entlegene oder stille Locations. Das heben wir uns für später auf.

Gehen Spanier aus, haben sie oft eine enorme Schlagzahl, was ihren nächtlichen Wechsel der Bars betrifft. Die ganze Clique geht rein, eine Copa trinken, raus, ab in die nächste Bar. Alle zehn Minuten bis halbe Stunde. Bis man genau das dann durch die Welt der Clubs fortsetzt, bis die Nacht zu Ende ist. Das hat einen guten Grund: Man *geht* gemeinsam aus, hat gemeinsame Ziele, verlässt einen Ort gemeinsam und kommt ebenso gemeinsam an einem anderen Ort an, nimmt eine große Portion Abwechslung mit, sieht viel und wird viel gesehen.

So weit (bzw. so viel) müssen wir nicht gehen. Abgesehen davon sind unsere klimatischen Verhältnisse oft nicht für längere Spaziergänge geeignet.

Gehen wir also davon aus, dass wir uns auf eine coole Kneipe einigen konnten. Gehen wir weiter davon aus, dass uns das, was wir dort treffen, gefällt, nämlich unsere Verabredung. (Sollte das Gegenteil der Fall sein, trinken wir ein Glas, sind freundlich und verabschieden uns ebenso unverbindlich wie freundlich mit dem entschiedenen Wunsch für ein glückliches weiteres Leben.)

Hier ist sie also, und wir fühlen uns wie in einem romantischen Assessment-Center. Eher selten tritt sofort das Gefühl ein, als würde man sich schon ein Leben lang kennen, alles läuft von allein und wie geschmiert, und die interessanten Themen sprudeln nur so. Selbstverständlich haben wir auch hier alle Werkzeuge in der Hand und freuen uns jetzt schon auf den nächsten Abschnitt in diesem Buch.

Noch sind wir aber nicht so weit. Wir stehen ja gerade in der Eröffnungsphase. Machen Sie der Frau gleich am Anfang klar, dass Sie nicht allzu viel Zeit haben. Das entspannt die Situation. Frauen haben grundsätzlich die Sorge, dass man sich an sie klammert. Tun Sie das Gegenteil, macht Sie das als Mann gleich viel interessanter. Zusätzlich erhöhen Sie damit auch den Kampfgeist der Frau. Je knapper das Gut, desto begehrter ist es. Bedenken Sie: Unsere eigene Erwartungshaltung entschärfen und dämpfen wir durch ein zweites Date am Abend. Zwei noch in dieser Woche, zwei weitere in der nächsten. Das lässt vermehrt unseren Charme sprühen und immer weniger die Schweißdrüsen. Wir dürfen ganz sein, wie der Herrgott uns geschaffen hat (damit ist freilich nicht nackt gemeint). Nur viel smarter.

Haben Sie sich mit einer eher durchschnittlichen Frau verabredet, hält Sie diese für arrogant (aber interessant). Haben Sie sich aber mit einer smarten, sehr hübschen Frau verabredet, und genau das haben Sie, bringen Sie diese mit Ihrer „Hard to get“-Strategie aus dem Konzept! Und diese Emotion ist durchaus positiv für Sie. Signalisieren Sie folgende Botschaft: Zwar habe ich wenig Zeit, viel vor und viele Freunde – aber für dich bin ich, wann immer ich kann, erreichbar. Hier setzen Sie also an.

Laufen alle Parameter für Sie so, wie Sie das wollen, wechseln Sie die Location und damit in die nächste Phase der Verführung. Halten Sie sich also von vornherein eine Bar in petto, die ruhig – nicht im Sinne von leer – ist, die Sie kennen oder in der man Sie kennt und von der aus Sie später zu Ihrem zweiten Date des Tages bzw. der Nacht durchstarten können.

Eine Ausnahme: Sie sind bereits mit Ihrem Date so weit fortgeschritten, dass der nächste Locationwechsel definitiv zu Ihnen nach Hause führt. Gut. Dann bleiben Sie natürlich dran, vergessen aber nicht, Ihrer nächsten Kandidatin abzusagen und am besten gleich das Date auf einen anderen Tag zu verschieben.

Nehmen wir an, dass Sie erst mal „nur“ Interesse bei Ihrer Verabredung geweckt haben. Dann wird es Zeit, sich von ihr zu verabschieden. Natürlich nicht, ohne vorher geklärt zu haben, wo Sie sich das nächste Mal treffen. Hier kann ich Ihnen mit Rat und ohne Tat zur Seite stehen.

Nach dem ersten Date

Sicher werden Sie nicht „wieder mal was zusammen trinken". Nein. Sie werden bei Ihrem nächsten Date der Dame Tür und Tor für Spaß, Aufregung und Romantik öffnen.
Wo meinen Sie, verlieben Frauen sich leichter? In gewohnter Umgebung oder in einem geografisch wie emotionalen Ausnahmezustand? Also in ihrem Wohnzimmer, an ihrem Schreibtisch oder im Urlaub, auf einem höllisch guten Konzert, an einem unbekannten, aufregenden Ort?
Die Antwort ist klar.
Emotionen sind wie Magneten: Sie ziehen sich gegenseitig an. Das zuständige Hormon für Emotionen wie Freude, Traurigkeit, Angst, Furcht oder Neugier heißt Dopamin, ist ein Neurotransmitter und wird im Volksmund „Glückshormon" genannt. Was nicht ganz hundertprozentig den Nagel auf den Kopf trifft. Dennoch: Dopamin ist Amors Droge. Denn Menschen verlieben sich im erregten Zustand viel leichter als dösend auf der Couch.
Laut dem Frauenmagazin *Joy* hat sich jede zweite Frau zwischen 20 und 35 schon mal im Urlaub ernsthaft verliebt.
Welche Orte könnten also geeignet sein, um derlei positive Emotionen auszulösen, die das „Bacardy-Feeling" auch in einer deutschen Großstadt aufkommen zu lassen? Wenige. Keine. Zu kalt, zu wenig Strände. Für Bacardy-Feeling braucht man Palmen. Haben wir nicht. Aber was wir haben – suchen Sie sich etwas heraus.
Unsere Vorschläge für Ihre Vorschläge:
Besuchen Sie ein Tierheim. Freilich nicht, weil Sie sich unbedingt einen vierbeinigen Kumpel wünschen. Aber Sie fühlen für Onkel, Tante, Oma schon mal vor, wo man die kleinen Kläffer gut behandelt. Tierheim ist der Bringer, einfach unschlagbar.
Noch mehr niedliche Tiere gibt es im Zoo. Veranstalten Sie folgenden Wettbewerb: Wer kann am besten ein Kamel, einen Mondfisch, einen Schabracken-Tapir mimisch darstellen?
Gehen Sie reiten. Außer sie reitet bereits Tourniere der S-Klasse, und im Gegenzug müssten Sie sich an einem adipösen, störrischen Pony festtackern lassen. Ansonsten gilt: Frauen lieben Pferde. Oder haben Angst davor. Beides ist super für Sie.

Kart fahren macht unglaublich Spaß und ist sehr spannend. Sie fährt um Längen besser? Pech. Dann sind Sie eben ein Versager. Nein, im Ernst, lachen Sie, und Sie werden trotzdem als Lucky Loser getröstet...

Spannend – und sehr emotional – ist auch der Besuch in einem Dunkelraum-Restaurant.

Wetten, sie war noch nie auf einer Rennbahn? Setzen Sie ein wenig Geld. Das macht die Sache erst richtig spannend. Versichern Sie aber der Dame, dass Sie kein Zocker sind. Das könnte auf Vorbehalte stoßen.

Am Ziel – Ihre Einstellung und Ihr Verhalten

Sie wollen alles, nur nicht mit der Frau ins Bett. Merken Sie sich das – und Sie landen mit Ihr genau dort. Sie werden geradezu hineingescheucht.

Wie das geht? Rücken Sie sich durch konkrete Aussagen sexuell selbst in die Ferne. „Bevor ich mit einer Frau Sex habe, will ich sie erst richtig kennen. Das geht bei mir aber leider nicht so schnell..." Sie geben damit der Frau gleichzeitig eine gute Ausrede für Sex beim ersten Date: Niemand outed sich gerne als „leicht verführbar". Wenn es dann doch zum Sex kommt, ist das Ihnen beiden eben „so noch nie passiert" und war „einfach etwas ganz Besonderes".

Vergessen Sie bei all Ihrer „ablehnenden Haltung" aber nie, die richtigen Schalter umzulegen: Nichts ist schlimmer, als von einer Frau nur als netter Kumpel wahrgenommen zu werden. Sie wollen nicht ihr Kumpel sein. Schon gar nicht, wenn es sich um eine schöne Frau handelt.

Wenn aber genau das passiert? „War dann alles umsonst? Was bringen mir 1000 Verabredungen, wenn ich dann kläglich scheitere?", könnten Sie sich fragen.

Sie werden nicht scheitern. Die Frau, mit der Sie sich verabredet haben, ist gespannt auf Sie, und sie ist auf der Suche. Auch wenn sie das niemals zugeben würde. Sie haben die wichtigste Hürde bereits hinter sich, denn Sie sitzen bereits da mit einer Frau, die sich Ihretwegen Zeit genommen hat, Sie gut findet, sich hübsch gemacht hat und *verführt werden will.* Meistens jedenfalls. Und vorausgesetzt, Sie haben in Ihrem Profil nicht schamlos in Ihrer Beschreibung gelogen.

Verführung ist ein Spiel. Viele Bücher wurden darüber geschrieben. Viel philosophiert, gemalt, gedichtet, gesungen, gerockt – und vermutet. Es ist das Spiel des Lebens. Bis zum letzten Augenblick. Die Gratwanderung zwischen „Du kriegst mich so einfach nicht" und sexuellen, wirkungsvollen Anspielungen, unterstützt von ebenso beiläufigen wie gezielten körperlichen Berührungen, ist eine hohe Kunst, die Sie unschlagbar macht.

So weit sind wir aber noch nicht. Wir haben ja noch nicht einmal „Hallo" gesagt. Sagen wir es jetzt.

„Hallo."

Sie sind nervös, und das ist gut so. Bringt eine schöne Frau Ihr Blut nicht in Wallung, kann es entweder sein, dass Sie nicht mehr leben, sehr bald nicht mehr leben oder dass Frauen vielleicht nicht zur Gruppe Ihrer möglichen Sexualpartner gehören. Sind Sie also aufgeregt (weil aufregende Frau), ist das Ihre normale Ausgangsposition.

Der erste grobe Fehler wäre jetzt: den Coolen markieren. Sie stellen sich sonst in der langen, langen Reihe cooler – und noch coolerer – Loser mit an.

Zu meiner Beruhigung, wenn ich Angst hatte oder sehr nervös war, hat mein Vater mir immer den alten Trick empfohlen, mir den strengen Lehrer – oder wen auch immer – nackt vorzustellen. Tun Sie das niemals einer wunderschönen Frau gegenüber, es hat bei mir nicht funktioniert, es wird auch bei Ihnen nicht funktionieren. Den strengen Lehrer haben Sie sich nämlich nicht ausgesucht. Er sich Sie übrigens auch nicht.

Anders verhält es sich bei Ihrem Date. Sie flirten. Miteinander. Flirt ist ein spaßiges Spiel. Und zwar eines, in dem weder Sie noch Ihr Gegenüber verlieren können. Ihnen gehört nämlich noch nichts und wird auch niemals etwas gehören. Entscheidend ist nur, was Sie tun werden, was Sie dürfen und wie weit Sie gehen können. Also spielen Sie mit. Immerhin handelt es sich dabei um ein extrem amüsantes Spiel. So in etwa sollten Sie sich das vorstellen.

Dabei haben Sie eigentlich nur Einfluss auf sich selbst. Auf die Frau? Unter Umständen. Was definitiv nicht funktioniert, ist: „Los, finde mich schön, finde mich sexy, will mich…!" Was aber funktioniert, ist: „Ich mag mich, und ich werde gemocht. Ich habe Spaß. Du gefällst mir. Ich lache. Ich lache gerne. Ich bringe dich zum Lachen. Ich nehme dich ernst. Ich höre dir zu. Du bringst mich zum Lachen. Du interessierst mich. Ich verstehe, was du sagst. Ich necke dich. Erzähl mir mehr von dir. Erklär mir mal näher, was du meinst."

Yeah.

Die Lösung heißt also: Interesse. Und Interesse bringt man mit. Haben wir immer dabei. Erzählen Sie niemals, was Sie alles können und haben. Geben Sie nicht an. Angeben ist unerotisch, weil unsympathisch. Wenn überhaupt, dann lassen Sie durchblicken, was Sie können, haben oder sind, indem Sie darüber schweigen. Darüber hinaus sind wir vorbereitet. Wir hatten nämlich mit unserem Date, wir erinnern uns vielleicht, vorher schon Kontakt. Per Mail, per Chat, per Telefon. Alles, was wir dabei erfahren haben, gilt als unser Briefing. Unser Ice-Breaker. Das haben wir uns vorher nämlich noch einmal gründlich durchgelesen.

Zurück zum „Hallo": Wir sprechen die Frau auf Anhieb mit ihrem Namen an. Sofern Sie diesen gesagt bekommen haben, wenn nicht, benutzen Sie ihren Nickname.

Also: „Hallo Chickenwing, ich bin old_chatahand! Nenn mich Fritz (sagen Sie also Ihren Namen, Sie helfen Ihrem Gegenüber damit eventuell aus der Patsche)."

Die Qual der Wahl

Sie sind jetzt, was Vorbereitung und Korrespondenz betrifft, optimal ausgestattet. Denn was bringen Ihnen tausend Dates und Verabredungen mit atemberaubenden Frauen, wenn Sie dann nicht wissen, wie Sie das Herz der Frau erobern sollen?

Das ist relativ einfach zu beantworten: Die Welt ist ungerecht. Sex ist für männliche Singles sehr ungleich verteilt. Die Mehrheit der Männer lernt wenige Frauen kennen, verabredet sich mit wenigen Frauen und hat deswegen auch wenig Sex mit wenigen Frauen. Die andere Gruppe kann sich vor Dates, Verabredungen und kunterbuntem Sex kaum retten. Ihre Gruppe.

Glauben Sie mir: Allein das Wissen darum, sich mit so unglaublich ielen, unglaublich schönen Frauen jederzeit verabreden zu können, ist eine ungeheure Verstärkung für Ihr Selbstbewusstsein und Ihr Auftreten. Und noch einmal: Jeder Mann kann ein Verführer werden. Unabhängig von Aussehen, Beruf, seinem Einkommen oder seiner Herkunft.

Achtung:
Es werden nur wenige Seminare & Workshops angeboten.

Die perfekte
MASCHE
Wie Sie jede Frau verführen

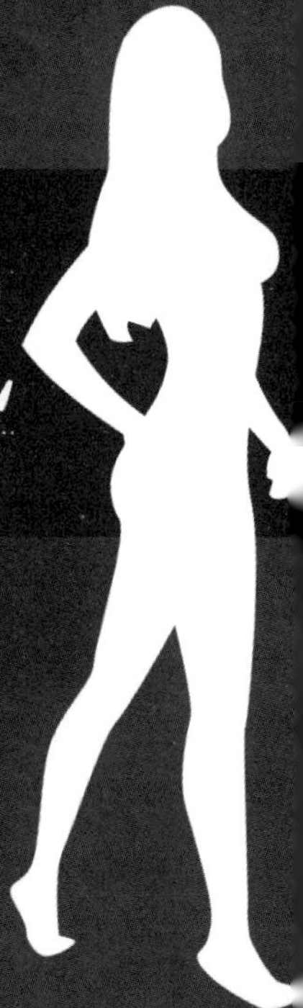

Die erfahrensten Trainer...

Die zufriedensten Kunden...

Die härteste Verführungsausbildung Deutschlands...

Das Original...

DIE PERFEKTE MASCHE

Lernen Sie die Kunst der Verführung exklusiv von den Gurus höchstpersönlich.

Achtes Kapitel

Die 24 besten Dating-Portale

Dating-Portale gibt es wie Sand am Meer. Bei den spannendsten loggen sich jeden Monat mehrere Hunderttausend Frauen ein, bei den langweiligsten keine einzige. Und bei den Nepper-Schlepper-Single-Börsen werden so gut wie alle Frauen von Animateuren gespielt.
Wenn Sie Lust und Zeit haben, finden Sie über 2.000 Dating-Portale und noch ein paar Hundert Online-Communities mit gewisser Single-Eignung dazu. Sollten Sie dazu Lust und Zeit haben, brauchen Sie nicht weiter nach Frauen zu suchen, derweil Sie in diesem Fall schon eine Lebensaufgabe haben.

Unsere Auswahlkriterien

Sie wollen aber lieber Ihre Eroberungen zählen als irgendwelche Internet-Seiten? Surfen Sie also direkt zu den besten Single-Börsen mit den besten Frauen.
Schlecht für Sie: Von außen sehen alle Portale ungefähr gleich aus. Die besten zu finden ist nicht einfach, denn um zu verstehen, was drinnen los ist, muss man erst einmal hineingehen. Und das kostet zumindest Zeit. Und manchmal Geld.
Gut für Sie: dieses Kapitel. Sie finden auf den nächsten Seiten die Crème de la crème der Dating-Portale. Es soll Ihnen ja nicht so gehen wie einem Großteil Ihrer männlichen Mitspieler im großen Online-Spiel um die besten Frauen. Die tippen gerne „suche geile frau aus bremen" bei Google ein und vertrauen auf die erste Handvoll Treffer, die ihnen ausgegeben wird. Ohne zu wissen, dass es sich bei den Google-Treffern nicht unbedingt um die besten Ergebnisse handelt, sondern um diejenigen Websites, die Google am besten austricksen oder für ihre Werbeannonce am meisten Geld bieten. Stichwort „Abo-Falle" und „SMS-Abzocke"...
Aber damit brauchen Sie sich nicht auseinanderzusetzen, denn Sie wissen in wenigen Minuten, wo die Hotspots für den Online-Aufriss sind. Die 24 Juwelen unter den Dating-Portalen, auf die Sie sich konzentrieren

können, habe ich zusammen mit Experten ausgewählt: So flossen etwa Testergebnisse der Stiftung Warentest und die Erfahrungen von unseren professionellen Single-Börsen-Testern ein.
Und so sind wir vorgegangen:

1. Die Schlechten ins Kröpfchen

Im ersten Schritt haben wir die Spreu vom Weizen getrennt und aus der 2.000er-Liste alle schlechten Dating-Portale aussortiert. „Schlecht" gleich:

- unseriöse Angebote
- Schwächlinge in Sachen Mitgliederzahl
- unterirdische Frauenquoten
- technische Katastrophen.

2. Weg mit den Spezialfällen

Von den knapp 200 Dating-Portalen, die übrig bleiben, sind viele zwar supertoll, sprechen jedoch eine sehr spezielle Zielgruppe an. Zum Beispiel Singles mit Hund (nur am Rande: Kaufen oder leihen Sie sich einen niedlichen Hund und gehen mit ihm bei schönem Wetter in den Park. Wetten, Sie werden von einer Frau angesprochen?). Oder Alleinerziehende (auch leichte Beute). Oder die Seiten für Golfer (Anmache: „Du weißt, was man über das Sexleben von Golfspielern sagt? Lass uns das Gegenteil beweisen."). Oder Portale für ausschließlich Münchner Singles.
Diese Spezialisten unter den Dating-Portalen sind interessant für einige Leser unter Ihnen und uninteressant für die anderen 98 Prozent. Deshalb haben wir sie ausgespart. Aber wir wetten, dass es mehrere gibt, die für Sie ein maßgeschneidertes Jagdrevier sein können. Schauen Sie sich auf Singleboersen-vergleich.de um und surfen dort ein wenig in der Rubrik „Spezial-Singlebörsen" herum. Hier finden Sie alle Raritäten aufgelistet.

3. Adios, Mittelmaß

Unter den verbleibenden rund 100 Dating-Portalen gibt es reichlich B-Ware, die ihre glorreichen Zeiten schon hinter sich hat oder nie so gut war wie die aktuelle A-Ware. Auch mit solchen Angeboten will ich Sie weder aufhalten noch belästigen.

Ihr Vorgehen

Die Liste mit den 24 besten Dating-Portalen ist der Ausgangspunkt für Ihre Suche nach Flirt-Revieren, die auch tatsächlich mit Frauen aufwarten können, die Ihrem Geschmack entsprechen und Sie am meisten in ihren Bann ziehen.

Ihr Ziel: Von den 24 Hotspots wählen Sie diejenigen acht bis zehn Portale, die der Beschreibung nach für Sie, Ihren persönlichen Hintergrund und Ihren konkreten Absichten am vielversprechendsten klingen.

Dann registrieren Sie sich bei mindestens fünf davon kostenlos als neues Mitglied. Ihr Bauchgefühl entscheidet, wo. Und das ist gut so, denn diesen Bauchgefühl-Schritt haben die weiblichen Mitglieder vor Ihnen auch schon absolviert. Sie treffen dadurch tendenziell mehr Frauen, die so ähnlich „schwingen" wie Sie – um es mal esoterisch zu formulieren.

Bei der Registrierung verwenden Sie, wie bereits geschrieben, natürlich nicht Ihre Haupt-E-Mail-Adresse, sondern die neue, die Sie sich extra fürs Internet-Dating besorgt haben, und klicken sich nur schnell ein Profil ohne Foto zusammen. Bei einer Wohnungsbesichtigung bringen Sie ja auch nicht gleich Ihre Möbel mit.

Jetzt kommt der entscheidende Schritt: Schauen Sie sich um! Benutzen Sie die Suchfunktion, um herauszufinden, wie viele gute Frauen aus Ihrer Nähe auf Sie warten und wie diese Frauen sich online präsentieren.

Nach einigen Versuchen werden Sie ein Gefühl dafür bekommen, welche Dating-Portale die optimalen für Sie sind und welche eher nicht. Bei denen, die Sie für gut befinden, legen Sie den Köder aus und angeln sich Ihre Traumpartnerinnen.

Wenige Tage später sehen Sie nach Ihren Erfolgen: Wer hat angebissen? Diese Methode wiederholen Sie, um einen Eindruck zu bekommen, welches Ihrer Lieblingsportale in der Zwischenzeit wie viele „frische Fische" aus Ihrer Region eingenetzt hat.

Erst jetzt ist der Zeitpunkt gekommen, um sich auf Ihre Lieblingsplätze festzulegen und gegebenenfalls Geld in eine Premium-Mitgliedschaft zu investieren, um aktiv flirten zu können.

Diese Vorgehensweise ist, nach allen Online-Dating-Erfahrungen, welche die Menschheit bisher gesammelt hat, die effizienteste. Und dieses Vorgehen wird Sie ohne Geld- und Zeitverschwendung auf den direkten Weg zu Ihrer dauerhaft sprudelnden Frauenquelle im Internet führen.
Es ist zum Heulen einfach umzusetzen, oder? Man muss nicht Albert Einstein sein, um darauf zu kommen. Und trotzdem können Sie davon ausgehen, dass mindestens die Hälfte Ihrer männlichen Mitbewerber sich dadurch aus dem Rennen schießt, dass sie zufällig in irgendwelche Dating-Portale stolpern, an den subjektiv völlig falschen Stellen im Internet auf Partnersuche gehen und dann enttäuscht sind, weil es nicht klappt. Das ist hart. Aber das ist Darwinismus. Und Männer wie Sie werden sich immer durchsetzen...
Unsere Liste mit den 24 aktuellen Dating-Hotspots habe ich für Sie in fünf Kategorien gegliedert. Ich verzichte in den meisten Fällen auf Angaben zu den „Millionen von aktiven Mitgliedern“, mit denen die Portale übertrieben werben, denn das ist Augenwischerei und letztlich nicht relevant.
Ich habe die Listen innerhalb der Kategorien alphabetisch sortiert, um nicht den Eindruck einer Wertung zu vermitteln. Es liegt an Ihnen, Ihre Favoriten mit dem höchsten Frauenpotenzial herauszufinden. Das ist ein individueller Prozess, bei dem ich Sie nicht unterstützen kann – abgesehen davon, dass unser Team für Sie aus über 2.000 Möglichkeiten die Essenz der besten 24 herausgearbeitet hat.

Die sieben Großraumdiskotheken des Online-Datings

In diese Kategorie fallen mitgliederstarke Single-Börsen mit Marktplatzcharakter, bei denen das schnelle und direkte Flirten klar im Vordergrund steht. Sie können die Kontaktanzeigen der Frauen systematisch durchsuchen und via Mail oder Chat Kontakt aufnehmen.

Bildkontakte **www.bildkontakte.de**	
Charakteristik	• Hinter Bildkontakte steckt kein Konzern, sondern ein kleines Unternehmen aus dem Kölner Raum. • trotzdem schon über 1 Million Mitglieder. • Pflicht für alle Mitglieder: ein oder mehrere Fotos im Profil. • relativ viele Zusatzfunktionen wie „Echtheits-Check", „Foto-Voting"...
Die Frauen	• recht junges weibliches Publikum. • überdurchschnittlich attraktiv, denn das Pflichtfoto schreckt viele weniger hübsche Frauen ab.
Blondinen-Stichprobe mit Bild	35 25-jährige aus Hamburg-City 40 30-jährige aus Berlin-City 25 35-jährige aus München-City
Ohne Bezahlen	[ja] eigene Kontaktanzeige aufgeben [eingeschr.] Frauen-Profile suchen [evtl.] Frauen-Profile anschauen [ja] Mails von Frauen lesen [ja] Anfragen von Frauen beantworten [evtl.] selbst mailen und chatten Für die ersten 7 Tage ist alles kostenlos nutzbar!
Mit Bezahlen	Premium-Mitgliedschaft, um Zugang zu allen Funktionen zu bekommen: • 1 Monat: 14,90 Euro • 3 Monate: 29,90 Euro • 6 Monate: 49,90 Euro • 12 Monate: 74,90 Euro
Plus	• alle Frauen-Profile mit Bild • Die hübschesten Frauen in Ihrer Region können Sie direkt über das Foto-Voting herausfinden. • ganz gut kostenlos nutzbar
Minus	• viele Frauen-Profile sind eher lieblos ausgefüllt. • relativ großer Männerüberschuss
Geheimtipp	• Mit ein bisschen Fantasie und mehreren Mail-Adressen kommen Sie häufiger in den Genuss der 7 kostenlosen Premium-Tage. • Danach führen Sie die Echtheitsprüfung als vertrauensbildende Maßnahme durch.

Finya **www.finya.de**		
Charakteristik	· eine einfache, aber gut funktionierende Kontaktanzeigen-Seite ohne viel Schnickschnack · Hinter Finya steht ein kleines Team aus Hamburg. · Die Kostenlosigkeit bewirkt eine große Lebhaftigkeit.	
Die Frauen	· schwerpunktmäßig aus den nördlicheren Bundesländern · eine bunte Mischung, aber eher ohne aufgebretzelte Dissen-Tussen	
Blondinen-Stichprobe mit Bild	180 45 15	25-jährige aus Hamburg-City 30-jährige aus Berlin-City 35-jährige aus München-City
Ohne Bezahlen	[ja] [ja] [ja] [ja] [ja] [ja]	eigene Kontaktanzeige aufgeben nach Frauen-Profilen suchen Frauen-Profile anschauen Mails von Frauen lesen Anfragen von Frauen beantworten selbst mailen und chatten
Mit Bezahlen	Finya ist völlig kostenlos.	
Plus	· viele aktive weibliche Mitglieder mit aussagekräftigen Profilen · Die „100 Fragen & Antworten" bieten Ihnen Anknüpfungspunkte für den Aufriss.	
Minus	· Die viele und blinkende Werbung nervt ziemlich.	
Geheimtipp	· Jedes Mitglied kann seine „Top Brands" auswählen. Hier sollten Sie dezent posen... · Finya ist ein ideales Terrain, um mit verschiedenen Profilen herumzuprobieren.	

Flirt-Fever **www.flirt-fever.de**	
Charakteristik	• Flirt-Fever ist der Durchstarter der vergangenen drei Jahre und sammelte über 3 Millionen Mitglieder ein. • Das Portal ist hip und minimalistisch. • Die Jungs hinter diesem Portal haben es geschafft, dem ein wenig träge gewordenen iLove kräftig die junge Zielgruppe abzujagen.
Die Frauen	Wie bei iLove: • jung • aufgebretzelt • nicht allzu intellektuell • willig
Blondinen-Stichprobe mit Bild	170 25-jährige aus Hamburg-City 125 30-jährige aus Berlin-City 30 35-jährige aus München-City
Ohne Bezahlen	[ja] eigene Kontaktanzeige aufgeben [ja] nach Frauen-Profilen suchen [ja] Frauen-Profile anschauen [nein] Mails von Frauen lesen [nein] Anfragen von Frauen beantworten [nein] selbst mailen und chatten
Mit Bezahlen	Premium-Abo für das Kommunizieren: • 3 Monate für 69 Euro Test-Premium: • 14 Tage für 1,99 Euro • Ggf. sofort kündigen, sonst wird ein normales Abo daraus. **Achtung, Abo! Rechtzeitig kündigen.**
Plus	• sehr simples Dating-Portal ohne unnötigen Schnickschnack • überdurchschnittlich viele Frauen mit sehr guten Fotos
Minus	• ... aber leider wenig Text • primitive Suchfunktion (z. B. nur „PLZ4" und nicht „100 km um Köln") • Flirt-Fever ist für Männer eine harte und direkte Flirt-Plattform. Sie müssen richtig Gas geben.
Geheimtipp	Ihre männlichen Mitbewerber bestechen in erster Linie durch Quantität. Mit Qualität sind Sie schnell vorne mit dabei.

FreenetSingles **www.singles.freenet.de**	
Charakteristik	· FreenetSingles ging aus einer kostenlosen Single-Community hervor, die der Telekommunikations-Dienstleister Freenet zu Zwecken der Kundenbindung erfunden hatte. · Zeitweise hinkte FreenetSingles der Konkurrenz deutlich hinterher, doch mit dem letzten Relaunch wurde dieses Manko beseitigt. · Außerhalb des Freenet-Kosmos ist dieses Portal kaum bekannt.
Die Frauen	· überwiegend Freenet-Kundinnen (DSL-Anschluss o. Ä.) · eher Arzthelferin als Juristin · mit Hang zur Infantilität („schnuffi_78") · Schwerpunkt ist der Osten.
Blondinen-Stichprobe mit Bild	70 25-jährige aus Hamburg-City 140 30-jährige aus Berlin-City 30 35-jährige aus München-City
Ohne Bezahlen	[ja] eigene Kontaktanzeige aufgeben [ja] nach Frauen-Profilen suchen [evtl.] Frauen-Profile anschauen [ja] Mails von Frauen lesen [ja] Anfragen von Frauen beantworten [nein] selbst mailen und chatten
Mit Bezahlen	Premium-Mitgliedschaft, um kommunizieren zu können: · 1 Monat: 12,90 Euro · 3 Monate: 23,70 Euro · 12 Monate: 58,80 Euro **Achtung, Abo! Rechtzeitig kündigen.**
Plus	· technisch sehr simpel · Wer mag, kann über das große Forum mit über 2 Millionen Beiträgen indirekt mit Frauen ins Gespräch kommen.
Minus	· keine besonders gute Suchfunktion · relativ wenige weibliche Neuzugänge, da überwiegend Freenet-Kunden
Geheimtipp	Relativ wenig andere Männer nutzen die „10 Fragen" und ihre gesamte Fotogalerie aus. Hier können Sie sich leicht abheben.

FriendScout24 **www.friendscout24.de**		
Charakteristik	• gehört zur Scout24-Gruppe (AutoScout24, ImmobilienScout24 etc.) • mit Neu.de zusammen das mitgliederstärkste Kontakt-anzeigen-Portal in Deutschland • Unsere Test-Profile bekamen hier mit Abstand die meisten Zuschriften.	
Die Frauen	• alle Formen und Farben vertreten • tendenziell eher niveau- und anspruchsvoll • tendenziell eher Anfang 30 als Anfang 20	
Blondinen-Stichprobe mit Bild	210 370 220	25-jährige aus Hamburg-City 30-jährige aus Berlin-City 35-jährige aus München-City
Ohne Bezahlen	[ja] [ja] [ja] [ja] [nein] [nein]	eigene Kontaktanzeige aufgeben nach Frauen-Profilen suchen Frauen-Profile anschauen Mails von Frauen lesen Anfragen von Frauen beantworten selbst mailen und chatten
Mit Bezahlen	Premium-Mitgliedschaft, um kommunizieren zu können: • 1 Monat: 29,95 Euro • 3 Monate: 59,85 Euro • 6 Monate: 95,70 Euro **Achtung, Abo! Rechtzeitig kündigen.**	
Plus	• FriendScout24 bietet die größte und etablierteste „Kontakt-Arena", von der aus Sie Chats starten können. • Sehr viele Frauen geben in den „25 Fragen" eine Menge über sich preis.	
Minus	• Wirklich alle Bilder in groß gibt's nur als Premium-Mitglied. • Ohne zu bezahlen darf man Frauen-Profile nicht vollständig anschauen.	
Geheimtipp	• Die „25 Fragen" sind entscheidend, hier sollten Sie ein wenig Energie investieren. • Locken Sie, indem Sie ihnen ein besonderes Foto im „VIP-Bereich" anbieten. • Mit einem einfach „Ausloggen-Einloggen" ist man eine Zeit lang wieder ganz oben in der „Wer ist online"-Liste.	

iLove **www.ilove.de**		
Charakteristik	• iLove gehört zur Jamba!-Gruppe und spricht ganz deutlich eine junge Zielgruppe an. • Obwohl an der Web-Seite seit ein bis zwei Jahren nichts Großes verändert wurde, ist iLove immer noch das wohl beliebteste Dating-Portal der U25er. • Der Community-Charakter des Portals bindet viele Mitglieder an die Plattform, die gar kein Singles (mehr) sind.	
Die Frauen	Stellen Sie sich eine 22-Jährige vor, die Viva guckt und sich dann einen Klingelton im „Spar-Abo für 3,99 pro Monat" bei Jamba! herunterlädt. Genau die finden Sie bei iLove: • jung und gut zurechtgemacht • weniger intellektuell • willig	
Blondinen-Stichprobe mit Bild	200 90 55	25-jährige aus Hamburg-City 30-jährige aus Berlin-City 35-jährige aus München-City
Ohne Bezahlen	[ja] [ja] [evtl.] [nein] [nein] [nein]	eigene Kontaktanzeige aufgeben nach Frauen-Profilen suchen Frauen-Profile anschauen Mails von Frauen lesen Anfragen von Frauen beantworten selbst mailen und chatten
Mit Bezahlen	Premium-Mitgliedschaft, um kommunizieren zu können: • 1 Monat: 19,99 Euro • wird vom Handy abgebucht **Achtung, Abo! Rechtzeitig kündigen.**	
Plus	• Da iLove für Frauen kostenlos ist, können Sie mit relativ vielen Initiativzuschriften rechnen. • Nicht wenige Frauen aktualisieren täglich ihren „Tagesticker", z. B. um ihre Stimmung mitzuteilen. Darauf können Sie direkt Bezug nehmen.	
Minus	• In Ihrem iLove-Postfach werden ziemlich viele Spams von Fake-Profilen eintrudeln. • Ohne zu bezahlen dürfen Sie nur eine Handvoll Frauen näher anschauen. • optisch etwas in die Jahre gekommen	
Geheimtipp	Beim Bezahlen klicken Sie auf „Kein Handy", statt die Handy-Nummer anzugeben. Dann gelangen Sie zur Bezahlung per Bankeinzug/Kreditkarte. Dort gibt es für längere Laufzeiten günstigere Konditionen.	

Neu.de **www.neu.de**	
Charakteristik	• Neu.de ist durch die jahrelangen Plakatierungen die wohl bekannteste Marke im Online-Dating. • Seit Anfang 2008 gehört Neu.de zum Europa-Marktführer Meetic. Beide Portale wurden verschmolzen, sodass Sie europaweit auf die Jagd gehen können. • In Deutschland ist Neu.de zusammen mit FriendScout24 am mitgliederstärksten.
Die Frauen	• alle Formen und Farben vertreten • tendenziell etwas anspruchsloser als bei FriendScout24 • optisch mit recht hohem Niveau
Blondinen-Stichprobe mit Bild	180 25-jährige aus Hamburg-City 325 30-jährige aus Berlin-City 135 35-jährige aus München-City
Ohne Bezahlen	[ja] eigene Kontaktanzeige aufgeben [ja] nach Frauen-Profilen suchen [ja] Frauen-Profile anschauen [nein] Mails von Frauen lesen [nein] Anfragen von Frauen beantworten [nein] selbst mailen und chatten
Mit Bezahlen	Premium-Mitgliedschaft, um kommunizieren zu können: • 1 Monat: 24,95 Euro • 3 Monate: 50,85 Euro • 6 Monate: 77,70 Euro **Achtung, Abo! Rechtzeitig kündigen.**
Plus	• Sie können europaweit Kontakt zu über 10 Millionen Frauen aufnehmen. • Da Neu.de eine sehr bekannte Marke ist, gibt es täglich reichlich Neuzugänge. • Die gesamte Technik und Optik des Portals kommt dem Ideal recht nahe.
Minus	• Ohne Bezahlen ist Neu.de recht eingeschränkt. • Nur bezahlende Frauen können Ihnen antworten, dadurch gehen viele Mails ins Leere.
Geheimtipp	Die Männer sind quantitativ zwar überlegen, aber viel Mühe geben sich die meisten nicht. Mit ein wenig Niveau können Sie schön abräumen.

Für die Partnersuche mit Niveau

Hier wird eher „vermittelt“ als „gechattet“. Die Frauen in diesen Portalen erwarten in der Regel ein gewisses Niveau. Das heißt aber nicht, dass sie nicht sofort mit Ihnen ins Bett gehen würden. Das ist eine Frage der Strategie.

Be2 **www.be2.de**	
Charakteristik	• Be2 gehört zusammen mit Parship und ElitePartner zu den drei großen deutschen Online-Partnervermittlungen. • Das Unternehmen sitzt aus steuerlichen Gründen mittlerweile in Luxemburg und beschäftigt über 200 Mitarbeiter, welche die weltweit rund 12 Millionen Kunden betreuen. • In Deutschland ist ein großer Teil der Kunden gleichzeitig oder ehemalig FriendScout24-Mitglied.
Ablauf	1. Fragebogen absolvieren • Hard Facts und Psychologisches • Ihre Vorstellungen von der idealen Frau 2. Entsprechend Ihrer Vorgaben bekommen Sie Kontaktvorschläge, deren Kriterien Sie erfüllen. 3. Sie senden bzw. erhalten „Kontaktgesuche". 4. Bei gegenseitigem Interesse werden die Fotos sichtbar, und es darf gemailt werden.
Die Frauen	• alle Formen und Farben vertreten • weniger niveau- und anspruchsvoll als bei den anderen hier aufgeführten Sites
Ohne Bezahlen	[ja] eigenes Profil erstellen [ja] nach Frauen-Profilen suchen [eingeschr.] Frauen-Profile anschauen [nein] Mails von Frauen lesen [nein] Anfragen von Frauen beantworten [nein] selbst Frauen kontaktieren
Mit Bezahlen	Premium-Mitgliedschaft, um kommunizieren zu können: • 3 Monate: 111 Euro • 6 Monate: 138 Euro • 12 Monate: 192 Euro **Achtung, Abo! Rechtzeitig kündigen**.
Plus	• Garantie: Solange Sie nicht eine gewisse Anzahl von Frauen kennen gelernt haben, verlängert sich Ihre Mitgliedschaft kostenlos. • International können Sie via Be2 theoretisch Kontakt zu über 5 Millionen Frauen aufnehmen.
Minus	• Solange Frauen nicht zahlen, können sie Ihnen nicht antworten. • Sie werden relativ heftig von Be2-Marketingaktionen genervt.
Geheimtipp	Füllen Sie die „Freien Fragen" aus, das machen die wenigsten Männer, und es geht schnell, da Sie pro Frage nur eine Zeile für Ihre Antwort haben.

DatingCafé **www.datingcafe.de**	
Charakteristik	· Das DatingCafé ist das einzige bedeutende Dating-Portal, das von einer Frau gegründet wurde und geführt wird. · Das merkt man an einigen Stellen deutlich. Männer müssen z. B. ihren Personalausweis vorzeigen, um aufgenommen zu werden (und dürfen dann einen Monat kostenlos alles ausprobieren!). · Kein anderes Dating-Portal hat so treue Mitglieder und profitierte so stark von Mundpropaganda wie das DatingCafé.
Ablauf	· DatingCafé funktioniert wie ein normales Kontaktanzeigen-Portal mit freier Suche, Chat und auch Video-Chat. · Auf der Seite finden Sie auch den besten Terminkalender für Single-Events und Single-Reisen.
Die Frauen	· Viele sehen aus, als würden sie in einem Buchladen arbeiten... · ...im Bioladen einkaufen... · ...und Frotteeunterhosen tragen.
Ohne Bezahlen	[ja] eigenes Profil erstellen [ja] nach Frauen-Profilen suchen [ja] Frauen-Profile anschauen [ja] Mails von Frauen lesen [evtl.] Anfragen von Frauen beantworten [evtl.] selbst Frauen kontaktieren · Wer seinen Personalausweis zeigt, darf das DatingCafé einen Monat lang kostenlos voll nutzen. · Frauen über 45 sind „Freiwild", d. h., die dürfen Sie auch so anschreiben. Wenn Sie wollen.
Mit Bezahlen	Premium-Mitgliedschaft, um kommunizieren zu können: · 1 Monat: 18,90 Euro · 3 Monate: 39,90 Euro · 6 Monate: 59,90 Euro · 12 Monate: 88,90 Euro
Plus	· Für Frauen unter 45 ist das DatingCafé kostenlos nutzbar, das führt zu einer hohen Aktivität. · Sie erhalten bei der Profilgestaltung relativ viele Freiheiten.
Minus	· Die Bedienung im Mitgliederbereich ist etwas verwirrend, es wird z. B. zwischen „Profil" und „Kontaktanzeige" unterschieden. · nur ein Foto möglich
Geheimtipp	· Sie brauchen eine provozierende Frage bei Ihren ersten Mails, um zügig die Bücherwürmchen aus der Masse herauszufiltern. · Sie werden Dankbarkeit ernten! Denn die Frauen sind insgeheim die ganzen Gedichteschreiber leid...

ElitePartner **www.elitepartner.de**	
Charakteristik	• Die Online-Partnervermittlung ElitePartner startete 2004 mit dem Ziel, dem Marktführer Parship Konkurrenz zu machen. Das ist gelungen. • In der Hamburger Zentrale arbeiten heute über 50 Mitarbeiter.
Ablauf	1. Fragebogen absolvieren • Hard Facts und Psychologisches zu Ihnen • Ihre Vorstellungen von der idealen Frau 2. Entsprechend Ihren Vorgaben bekommen Sie Kontaktvorschläge, deren Kriterien Sie erfüllen. 3. Sie senden bzw. erhalten „Kontaktgesuche". 4. Bei gegenseitigem Interesse werden die Fotos sichtbar, und es darf gemailt werden.
Die Frauen	• Bei ElitePartner warten die anspruchsvollen Akademikerinnen auf Sie... • ... und diejenigen, die einfach nur einen reichen Mann abgreifen wollen.
Ohne Bezahlen	[ja] eigenes Profil erstellen [ja] nach Frauen-Profilen suchen [evtl.] Frauen-Profile anschauen [nein] Mails von Frauen lesen [nein] Anfragen von Frauen beantworten [nein] selbst Frauen kontaktieren
Mit Bezahlen	Premium-Mitgliedschaft, um kommunizieren zu können: • 1 Monat: 89,90 Euro • 3 Monate: 164,70 Euro • 6 Monate: 209,40 Euro • 12 Monate: 298,80 Euro **Achtung, Abo! Rechtzeitig kündigen.**
Plus	• Garantie: Solange Sie nicht eine gewisse Anzahl von Frauen kennen gelernt haben, verlängert sich Ihre Mitgliedschaft kostenlos. • Die meisten Frauen haben „3 Fragen an Männer" formuliert, das liefert Ihnen Anknüpfungspunkte für Ihre „Bewerbung".
Minus	• Solange Frauen nicht zahlen, können sie Ihnen nicht antworten.
Geheimtipp	• Wenn Sie bei der Premium-Buchung auf das klitzekleine „Preisliste" klicken, finden Sie weitere Angebote. Wir hatten: 14 Tage für 50 Euro, aber das ändert sich gerne...

Match.com **www.match.de**	
Charakteristik	• Match.com ist das bekannteste Kontaktanzeigen-Portal der Welt mit Sitz in Dallas, Vertretungen in allen wichtigen Ländern und weit über 20 Millionen Mitgliedern. • Anders als bei vielen anderen Kontaktanzeigen-Marktplätzen wird viel Wert auf Niveau gelegt: „pimmel73" oder einen nackten Oberkörper werden Sie nicht durchkriegen.
Ablauf	• Match.com funktioniert wie ein normales Kontaktanzeigen-Portal mit freier Suche und Chat. • Sie können freiwillig auch an dem Psychotest teilnehmen und sich mit passenden Frauen matchen lassen.
Die Frauen	• ein eher niveauvoller Schnitt durch die weibliche Bevölkerung • weniger auf Optik bedacht als anderswo
Ohne Bezahlen	[ja] eigenes Profil erstellen [ja] nach Frauen-Profilen suchen [ja] Frauen-Profile anschauen [nein] Mails von Frauen lesen [nein] Anfragen von Frauen beantworten [nein] selbst Frauen kontaktieren
Mit Bezahlen	Premium-Mitgliedschaft, um kommunizieren zu können: • 1 Monat: 25 Euro • 3 Monate: 52,50 Euro • 6 Monate: 75 Euro **Achtung, Abo! Rechtzeitig kündigen.**
Plus	• Sie können weltweit über 10 Millionen Frauen kontaktieren, z. B. bevor Sie auf Reisen gehen.
Minus	• Solange Frauen nicht zahlen, können sie Ihnen nicht antworten...
Geheimtipp	• ... außer Sie kaufen für 19,50 Euro Aufschlag drei Monate „MaximumKontakt", dann kann jede Frau Sie kontaktieren und Ihnen antworten - eine sehr sinnvolle Investition. • Wenn Sie freiwillig den Online-Psychotest absolvieren - was nicht allzu viele Männer machen -, steigen Sie bei der Damenwelt schön im Ansehen und werden öfter vorgeschlagen.

Parship **www.parship.de**	
Charakteristik	• Parship ist Deutschlands größte Internet-Partnervermittlung. • Das Portal wurde 2001 in Hamburg gelauncht und gehört zum Holtzbrinck-Verlag. • Durch enge Kooperationen mit über 100 Seiten wie „Spiegel.de", „Zeit.de" oder „Sueddeutsche.de" werden täglich reichlich niveauvolle Frauen zugeführt.
Ablauf	1. Fragebogen absolvieren • Hard Facts und Psychologisches zu Ihnen • Ihre Vorstellungen von der idealen Frau 2. Entsprechend Ihren Vorgaben bekommen Sie Kontaktvorschläge, deren Kriterien Sie erfüllen. 3. Sie senden bzw. erhalten „Kontaktgesuche". 4. Bei gegenseitigem Interesse werden die Fotos sichtbar, und es darf gemailt werden.
Die Frauen	• Wenn Sie sich eine 33-jährige Unternehmensberaterin, Rechtsanwältin oder Ärztin mit Kinderwunsch angeln möchten, ist Parship der richtige Platz für Sie. • viele Anfängerinnen, die ihre Online-Dating-Karriere bei Parship beginnen, weil es besonders Vertrauen erweckend wirkt
Ohne Bezahlen	[ja] eigenes Profil erstellen [ja] nach Frauen-Profilen suchen [evtl.] Frauen-Profile anschauen [nein] Mails von Frauen lesen [nein] Anfragen von Frauen beantworten [nein] selbst Frauen kontaktieren
Mit Bezahlen	Premium-Mitgliedschaft, um kommunizieren zu können: • 3 Monate: 150 Euro • 6 Monate: 179,40 Euro • 12 Monate: 262,80 Euro **Achtung, Abo! Rechtzeitig kündigen.**
Plus	• Parship ist mit Abstand das bedeutendste Portal für die „Partnersuche mit Niveau". • Garantie: Solange Sie nicht eine gewisse Anzahl von Frauen kennen gelernt haben, verlängert sich Ihre Mitgliedschaft kostenlos.
Minus	• Solange Frauen nicht zahlen, können sie Ihnen nicht antworten. • Jede Frau hat eine nervige Chiffre-Nummer statt einen netten Profilnamen, dadurch kann man sich Favoritinnen schlecht merken.
Geheimtipp	• Füllen Sie die „Ich über mich"-Rubrik aus, damit setzen Sie sich von anderen Männern ab. Frauen wollen so etwas lesen!

Sex ohne Umschweife

Auch bei den Portalen für den Sex ohne große Umschweife läuft die Suche nach dem immergleichen Kontaktanzeigen-Prinzip ab: Sie schalten ein eigenes Inserat und können die Frauen-Profile frei und nach Ihren Vorgaben durchsuchen.

Die Frauen, die hier inserieren, wissen, was sie von Ihnen wollen. Das eröffnet viel direktere Kommunikationsformen, denn das Herumreden um die Erotik kann man sich sparen. Wie bei den Single-Börsen geht es auch hier schnell zur Sache.

Hier die beiden besten Online-Locations für Sexkontakte und erotische Abenteuer:

FirstAffair **www.firstaffair.de**	
Charakteristik	• Hinter FirstAffair steht ein kleines Berliner Unternehmen. • FirstAffair ist über TV-Werbung groß geworden. Dort ist es auch als Abenteuer18 oder Leidenschaft18 bekannt. • Während der JOYclub eher die gediegenen Sexfreunde anspricht, ist FirstAffair auf den Geschmack der Massen abgestimmt.
Die Frauen	• Ein Drittel ist unfassbar sexy (und kein Fake!). • Ein Drittel ist unfassbar hässlich. • Ein Drittel präsentiert sich so normal, als hätte es sich nur aus Versehen in FirstAffair verirrt.
Ohne Bezahlen	[ja] eigene Kontaktanzeige aufgeben [ja] nach Frauen-Profilen suchen [ja] Frauen-Profile anschauen [nein] Mails von Frauen lesen [nein] Anfragen von Frauen beantworten [nein] selbst mailen und chatten
Mit Bezahlen	Premium-Mitgliedschaft, um kommunizieren zu können: • 1 Monat: 29,99 Euro • 3 Monate: 39,99 Euro • 6 Monate: 69,99 Euro • 12 Monate: 99,99 Euro **Achtung, Abo! Rechtzeitig kündigen.**
Plus	• supersimple Bedienung • viele nagelneue Frauen durch häufige TV-Werbung
Minus	• Viele Frauen haben ihr Profil zwar bebildert, aber nicht sooo umfangreich ausgefüllt. • Für ein Sexportal ist die Frauenquote sehr hoch, aber trotzdem nicht annähernd 40 Prozent.
Geheimtipp	Schnupperangebot: 10 Tage für 9,99Euro. Gedulden Sie sich ein bisschen, dann wird Ihnen das Angebot unterbreitet.

JOYclub **www.joyclub.de**	
Charakteristik	· Mehr oder weniger aus dem Nichts entstand im Jahr 2005 der JOYclub und entwickelte sich primär durch Mundpropaganda zu dem mit großem Abstand niveauvollsten Dating-Portal für Sexkontakte. · Die Community setzt sich ungefähr zu je einem Drittel aus Frauen, Männern und Paaren zusammen. · Von den rund 400.000 Mitgliedern ist jeden Tag etwa ein Drittel aktiv!
Die Frauen	· Ein Großteil der JOYclub-Frauen scheint überhaupt keine Hemmungen davor zu haben, von Eltern, Arbeitskollegen oder Freunden nackt im Internet entdeckt zu werden... · Wir erklären uns das so: In jeder Schulklasse gibt es eine Nymphomanin. Und die sind heute alle beim JOYclub versammelt... · Wenn, dann richtig: Viele Exemplare präsentieren sich gleich mit Fotoalben und ausführlichen „Ich hätte gerne"-Beschreibungen.
Ohne Bezahlen	[ja] eigene Kontaktanzeige aufgeben [ja] nach Frauen-Profilen suchen [evtl.] Frauen-Profile anschauen [ja] Mails von Frauen lesen [nein] Anfragen von Frauen beantworten [nein] selbst mailen und chatten
Mit Bezahlen	mindestens die Plus-Mitgliedschaft, um kommunizieren zu können (die teurere Premium-Mitgliedschaft beinhaltet noch einige zusätzliche Optionen): · 1 Monat: 19,90 Euro · 3 Monate: 44,70 Euro · 6 Monate: 59,40 Euro **Achtung, Abo! Rechtzeitig kündigen.**
Plus	· Diese Community lebt wirklich: Regionale Event-Kalender, ehrenamtliche Swingerclub-Paten, Forum mit über 3 Millionen Einträgen, mehrere Hundert Aktfotografen u. v. a. m. · Professionelle Damen und Etablissements sind in einer gesonderten Kategorie, sodass Sie jederzeit wissen, woran Sie sind.
Minus	· Da fällt uns kaum etwas ein - außer, dass es etwas schwierig ist, in die Gemeinschaft hineinzukommen. In Ihrem Profil sollte z. B. „Auf Echtheit geprüftes Mitglied" blinken.
Geheimtipp	· Ruhig durchatmen und nicht völlig überhitzen! · Mit der Premium-Mitgliedschaft dürfen Sie sich automatisch auch die reichlich bestückten xxx-Mitgliederbereiche anschauen. · Am besten sind Sie Aktfotograf - oder scheinen einer zu sein ;-)

Communities mit hohem Flirt-Faktor

Die neuen Web-Communities sind eigentlich nicht für die Internet-Partnersuche erfunden worden, trotzdem freuen sich viele der Frauen, die mitmischen, über einen Flirt.
Oder anders formuliert: Stellen Sie sich beim Anmachen auf viele Möglichkeiten ein. Und eine ebenso hohe Irrläuferquote...

Jappy **www.jappy. de**	
Charakteristik	• Jappy startete 2001 als Single-Börse für ein relativ junges Publikum und mutierte dann schwerpunktmäßig zu einem Freunde-Netzwerk. • Hinter Jappy steht ein kleines Team aus dem tiefsten Bayern. • „Jappy" war einer der meistgesuchten Begriffe bei Google im Jahr 2007...
Community-Funktionen	• Profil mit Fotoalbum (das Links zu anderen Mitgliedern zulässt), Gästebuch und gesondertem Abschnitt rund um den Flirt • Freundeskreise • „Coms": Gruppen mit eigenem Mini-Forum • Terminkalender mit öffentlichen und privaten Terminen
Die Frauen	• Rund ein Drittel der Frauen haben den „Flirten"-Knopf aktiviert und sind aufgeschlossen für freundliche Mails. • Durchschnittsalter ungefähr Anfang bis Mitte 20 • eher nette Mädchen als rassige Frauen in High Heels
Ohne Bezahlen	[ja] eigenes Profil anlegen [ja] nach Frauen-Profilen suchen [ja] Frauen-Profile anschauen [ja] Mails von Frauen lesen [ja] Anfragen von Frauen beantworten [ja] selbst mailen
Mit Bezahlen	Jappy ist komplett kostenlos.
Plus	• Sie sehen sofort, welche Frau ein Single auf der Suche ist. • Sehr aktive Community mit wenig Karteileichen
Minus	• Jappy ist von der Aufmachung her recht albern und kindlich. Z. B. kann man sich kleine virtuelle Geschenke schicken - und auch die Männer machen reichlich von dieser Gelegenheit Gebrauch.
Geheimtipp	Vielleicht ist es eine gute Idee, mal einen kleinen Gegenpol zu den niedlichen Anmachen Ihrer männlichen Mitstreiter zu setzen...

Lokalisten **www.lokalisten.de**	
Charakteristik	· Die Lokalisten haben ihren Ursprung 2005 in der Münchner Werbe-Szene. Eine Aufnahme war zunächst nur über eine persönliche Einladung möglich. · Mit dem Einstieg von ProSiebenSat.1 und bundesweiter TV-Werbung konnten schnell über 3 Millionen Mitglieder eingesammelt werden.
Community-Funktionen	· Profil mit Fotoalbum (das Links zu anderen Mitgliedern zulässt), Videos und Gästebuch · Freundeskreise · Gruppen · Terminkalender mit öffentlichen und privaten Terminen
Die Frauen	· Der ursprüngliche Kern wird zwar verwässert, aber tendenziell finden Sie mehr Frauen aus Kreativberufen als anderswo. · Altersschwerpunkt um die 25-35 · Rund ein Drittel geben als Status „Single" an.
Ohne Bezahlen	[ja] eigenes Profil anlegen [ja] nach Frauen-Profilen suchen [ja] Frauen-Profile anschauen [ja] Mails von Frauen lesen [ja] Anfragen von Frauen beantworten [ja] selbst mailen
Mit Bezahlen	Lokalisten.de ist komplett kostenlos.
Plus	· Sie können gezielt nach Single-Frauen suchen. · Die Suchfunktion ist insgesamt sehr präzise, das erleichtert Ihnen die Arbeit.
Minus	· relativ unübersichtlich und komplex · immer noch ein relativ süddeutscher Schwerpunkt
Geheimtipp	Gehe ungewöhnliche Wege beim Flirten: Suche z. B. im „Marktplatz" nach tollen Frauen, die etwas kaufen oder verkaufen wollen. Checken Sie ab, ob es sich um Singles handelt, und dann erzählen Sie die Geschichte vom Zufall...

StudiVZ **www.studivz. de**	
Charakteristik	• Das StudiVZ (VZ = Verzeichnis) ist die Pflichtadresse für alle Studenten. Wer dort kein Profil hat, kann genauso gut sein Handy wegwerfen. • StudiVZ startete 2006 als eine von mehreren studentischen Online-Communities als WG-Schnapsidee und machte die drei Gründer knapp zwei Jahre später um 85 Millionen Euro reicher, als nämlich eine Verlagsgruppe zuschlug.
Community-Funktionen	• Profil mit Fotoalbum (das Links zu anderen Mitgliedern zulässt) und Gästebuch • Freundeskreise • Gruppen • Terminkalender mit öffentlichen und privaten Terminen
Die Frauen	• so gut wie alle deutschen Studentinnen • und viele Ex-Studentinnen, die keine Lust haben, mit ihrem virtuellen Leben (Freundeskreise, Fotoalben etc.) umzuziehen • Abiturientinnen finden Sie im SchuelerVZ.
Ohne Bezahlen	[ja] eigenes Profil anlegen [ja] nach Frauen-Profilen suchen [ja] Frauen-Profile anschauen [ja] Mails von Frauen lesen [ja] Anfragen von Frauen beantworten [ja] selbst mailen
Mit Bezahlen	StudiVZ ist komplett kostenlos.
Plus	• Sie können sehen, welche Studentinnen Singles sind und welche nicht. • Ein Flirt-Paradies, wenn Sie auf Studentinnen stehen.
Minus	• Der überwiegende Teil der Mitglieder gibt den vollen Namen und die tatsächliche Hochschule an. Und ist dementsprechend sichtbar vernetzt.
Geheimtipp	• Sie brauchen sich aber keine komplette Identität zurechtzuschustern, falls Sie kein Student sein sollten oder lieber verdeckt ermitteln möchten. Ein zweites Profil für den Flirt ist nämlich keine so große Seltenheit und bei den Nutzerinnen durchaus akzeptiert. • Studentinnen sind - wenn wir mal ehrlich sind - ziemlich leicht zu beeindrucken. Sie fühlen sich z. B. toll und wichtig, wenn sie sich für 100 Euro am Tag als Messe-Hostess im albernen Kostümchen die Beine in den Bauch stehen...

Xing **www.xing.com**	
Charakteristik	• Xing ist der deutsche Quasi-Monopolist in Sachen „internet-basiertes Business-Netzwerk" und seit rund zwei Jahren sogar an der Börse. • So gut wie jede Führungskraft, Freelancer, Marketingmenschen und jeder, der Geld verdienen will, ist mit einem Profil vertreten. Die Xing-Adresse ist in der Geschäftswelt fast so üblich wie die E-Mail-Adresse.
Community-Funktionen	• das Wwichtigste: der Lebenslauf und die Vernetzung mit anderen, sodass man sehen kann, wer mit wem über wen geschäftlich (oder privat) verknüpft ist • Gruppen • Terminkalender mit öffentlichen und privaten Terminen
Die Frauen	• Primär ist die Business-Szene vertreten. • Fotos haben eher Bewerbungsmappen-Charakter. • Viele gehen aktiv auf die Suche und haben keine Hemmungen, Männer mit interessanten Profilen (und Lebensläufen) anzusprechen.
Ohne Bezahlen	[ja] eigenes Profil anlegen [evtl.] nach Frauen-Profilen suchen [evtl.] Frauen-Profile anschauen [ja] Mails von Frauen lesen [nein] Anfragen von Frauen beantworten [nein] selbst mailen
Mit Bezahlen	Für 15 Euro pro Quartal können Sie alle Funktionen nutzen und uneingeschränkt kommunizieren.
Plus	• Xing bietet Ihnen Zugriff auf eine Frauenwelt, die Sie im wahren Leben oder an anderen Stellen im Internet kaum jemals zu Gesicht bekommen werden. • gelegentlich nette Xing-Partys in Ihrer Stadt
Minus	• Man kann nicht sehen, wer Single ist und wer nicht. • Es gibt nur wenig Privates über die Mitglieder zu lesen. • Ihr Status hängt vom Arbeitgeber und von Ihren Kontakten ab...
Geheimtipp	• Eine direkte Anmache ist natürlich unangemessen, hier ist es smarter, sich ein eleganteres Vorgehen überlegen. • Ansätze: Sehen Sie sich in den Kontakten Ihrer Kontakte oder in Ihrer Branche um - oder treten Sie Gruppen bei, die auf Frauenkontakte hoffen lassen. • Lassen Sie sich von einem Xing-Mitglied einladen, dann bekommen Sie 31 Tage Premium-Mitgliedschaft kostenlos.

High Potentials

Hier finden Sie vielversprechende Dating-Portale, die in den vergangenen Monaten stark Fahrt aufgenommen haben und kurz vor dem Durchbruch stehen. High Potentials eben.

BeQueen **www.bequeen.de**	
Charakteristik	· BeQueen ist im Prinzip eine Internet-Frauenzeitschrift mit Mitmach-Charakter. · In der Community schnattern reichlich Frauen herum - und so gut wie kein Mann ist unterwegs. Was für eine Chance, wenn Sie es clever statt plump anstellen...
Die Frauen	· eher trendy als langweilig · im Schnitt um die 30
Preismodell	· komplett kostenlos

elCuban **www.elcuban.de**	
Charakteristik	· schickes neues Dating-Portal mit Kontaktanzeigen und Event-Kalender · alles im Latino-Style · Kontaktaufnahme auch per SMS und Sprachnachricht
Die Frauen	· szenige Chicas · mehrheitlich aus Großstädten
Preismodell	· kostenloses Reinschnuppern · Abo, um angreifen zu können, ab 4,95 Euro pro Woche

HOTorNOT **www.hotornot.de**	
Charakteristik	· Deutschlands größtes Foto-Voting-Portal: Man gibt anderen für ihre Optik Punkte auf einer Skala von 1-10. · Sie können bei allen Frauen auch das Profil mit diversen Beschreibungen anschauen und per Mail losflirten.
Die Frauen	· eher unter 35 Jahre alt... · Die meisten sind fotogen. Die anderen halten sich dafür... · Die Top-Listen für Ihre Region erleichtert Ihnen die Suche nach den schönsten Exemplaren.
Preismodell	· Alles ist kostenlos - bis auf das Anschreiben von Frauen. · Das kostet dann ab 9,99 Euro für 1 Monat.

KissNoFrog **www.kissnofrog.de**	
Charakteristik	• KissNoFrog ist der erste systematische Versuch, online per Webcam zu daten. • Die Mitglieder strahlen ihre „Sessions" zu gewissen Zeiten aus - und Sie können sich einloggen und zusehen. Bei Interesse gibt's einen 1:1-Video-Chat.
Die Frauen	• eher jung • eher Techies • Ganz generell müssen Sie sich die Unzulänglichkeit beim Video-Chat (ungünstige Hintergründe, schlechte Beleuchtung) wegdenken und die wahre Schönheit mehr erspüren...
Preismodell	• noch kostenlos • Bald soll das Gucken auf Minutenbasis abgerechnet werden.

Liebe.de **www.liebe.de**	
Charakteristik	• Liebe.de war jahrelang ein etwas wirres, aber doch sehr beliebtes Kontaktanzeigen-Portal. • Der Burda-Verlag übernahm und führte 2008 eine umfangreiche Renovierung durch.
Die Frauen	• ... können Sie sich auch anschauen, ohne ein eigenes Profil anzulegen - einfach gleich lossuchen. • alles in allem ein bunter Schnitt durch die Bevölkerung
Preismodell	• kostenloses Reinschnuppern • Kommunizieren ab 4,99 Euro pro Woche

Partner.de **www.partner.de**	
Charakteristik	• Partner.de ist eine Online-Partnervermittlung wie Parship, Be2 oder ElitePartner. • Vorteil: Sie können viel freier nach Frauen suchen als bei vielen anderen. • Nachteil: Partner.de startete erst im Herbst 2008 - allerdings wurde direkt ganz Deutschland plakatiert...
Die Frauen	• Viele sind parallel auch bei Neu.de registriert. • Deutlich weniger akademisch als bei den anderen Online-Partnervermittlungen.
Preismodell	• kostenloses Reinschnuppern • Kommunizieren ab 147 Euro für 3 Monate

Erfahrungsbericht: Online-Dating

Seit ich im Internet nach Frauen fahnde, bin ich etwas eigenartig geworden. Arrogant. Unverschämt. Selbstherrlich. Einer, dem die Frauen hinterherrennen müssen und der trotzdem immer einen Schritt schneller ist. Der König des Internet.

Ich habe alle möglichen Strategien ausprobiert, ich habe zehn unterschiedliche Profile in alle großen Flirtbörsen gesetzt, ich habe tausende von Mails geschrieben. Ich habe alles ausprobiert auf der Suche nach der perfekten Online-Masche.

Die Bilanz: Es sind mehr schöne Frauen online als in jedem Club dieser Nation. Das Internet ist voller roher Diamanten. Doch es ist ein schmutziger Job, sie in dem ganzen Dreck zu finden.

Unser Glück: Die meisten Männer schürfen mit einem kleinen Eimerchen und einer rostigen Schaufel. Ich hingegen habe mir eine Mine gebohrt. Eine solide Mine mit dicken Schächten und einer großen Sprengung jeden Tag.

Als erstes habe ich eine Anzeige aufgegeben als „SuperVanessa“ mit dem Bild einer scharfen Blondine – um zu sehen, was die Männer so schreiben. Nach einer Stunde quoll mein Postkasten über mit schmierigen und uninspirierten Mails.

„Hey Süße :-)“, nervt „Georg23“.

Sein geistiger Vetter „Werner239 online“ langweilt mit: „Ich dachte, ich schreib dir mal. :-).“

Ein vierzigjähriger Polizist mit Pornobalken im Gesicht schleimt: „Ich habe dein Profil gesehen. Du bist hübsch.“ In jeder Zeile ein unsägliches Smiley.

Nach zwei Stunden wurde ich zu Partnertausch, Natursekt, unzähligen One-Night-Stands und Parkplatzsex eingeladen. Schlagartig wurde mir klar, warum Online-Studien zu so einem traurigen Ergebnis kommen: 57 Prozent aller Männer erhalten einer US-Umfrage zufolge keine Antwort, über 90 Prozent der Flirter melden sich nach drei Monaten frustriert wieder ab.

Dabei ist das Schöne am Internetflirt, dass man in aller Ruhe eine Strategie ausprobieren kann. Man kann sein Profil und seine Nachrichten erst mal in einer fremden Stadt anmelden und testen, was besser funktioniert: Romantik, Arroganz oder Humor? Stehen die Frauen auf den süßen Softie oder doch auf den Macho, der noch durch die Tastatur nach Testosteron riecht? Nirgends tut ein Korb weniger weh als im Internet. Selbst die schärfste Blondine ist mit einem Tastendruck aus meinem Leben gelöscht.

Stundenlang habe ich mir die Profile der anderen Männer durchgelesen, um Ähnlichkeiten und Stereotypen ausfindig zu machen. Und dann selber alles anders zu machen. Typen langweilen mit Phrasen wie: „Was soll ich nur über mich schreiben?“, „Ich lese gern“ oder, nach dem Verlierer-Motto, „Wer wagt, gewinnt“.

Eine Internetbörse ist wie ein riesiger Obststand: Die größten Chancen hat man als blaue Orange.

Deshalb kann hier auch kein Text stehen, der anderen in der Zukunft als Vorlage für die perfekte Anmache dienen kann. Denn spätestens wenn ihn eine Frau zum zweiten Mal liest, hat er seine Faszination verloren. Das einzige, was wir lernen können, ist die Haltung, die zielführende Strategie. Es geht um Liebe auf das erste Bit.

Letztlich ist es wie beim Angeln: Man muss einen guten Köder haben. Man muss im richtigen Moment am richtigen Ort sein.

Wenn der Fisch einmal an der Angel hängt, darf er nicht mehr ins Wasser fallen. Fünf Millionen Deutsche sitzen mit ihrer Angel vor dem Computer. Wir nehmen die Harpune.

Ein wichtiger Köder ist das Motto des Online-Profils. Die meisten Männer schreiben Sätze wie: „Netter Widder sucht süße Sie mit gutem Herzen.“ Das geht gar nicht. Meine erfolgreichsten Überschriften:

„Finde einen Wunsch, den ich nicht erfüllen kann“, „Die Leute verwechseln mich mit Keanu Reeves“, „Das Geheimnis des Glücks liegt im …“ Und weil die Mädchen das Glück suchen, klicken sie drauf. Und wo liegt das Glück wohl?

Wenn das Profil gut ist, werden die Frauen antworten. Mit einer einzigen Anzeige habe ich, ohne selbst eine Mail zu schreiben, hundert Nachrichten von Frauen im Monat bekommen. Der Text:

„Der schönste Tag meines Lebens begann zweiunddreißig Meter über München in einem Kranhäuschen, als die Sonne auftauchte wie ein goldener Toast. Von den Scheiben tropfte unser Schweiß. Die schöne Susanna schrieb mit ihrem Finger ein Wort auf meinen Bauch: Glück. Ich suche eine Frau, die ich glücklich machen kann. Die Liebe meines Lebens. Um noch schönere Tage mir ihr zu verbringen. Ich bin schlank, groß, abenteuerlich. Ich bin an renommierten Schulen groß geworden und kann trotzdem schmutzige Witze erzählen. Schreib mir, warum ich gerade dich wählen sollte."

Der Text ist eine Komposition unterschwelliger Botschaften.

Die vielleicht wichtigste: Der schönste Tag meines Lebens fängt erst nach dem Sex an. Ich bleibe bei ihr, ich bin erfolgreich bei Frauen, ich bin anders, ich wähle aus. Wenn es Faktoren für den Erfolg von Profilen gibt, dann diese: Einzigartigkeit, Souveränität, selbstsichere Ausstrahlung, Vertrauenswürdigkeit.

Männer müssen nicht schön sein. Ich habe ein uninspiriertes Profil mit dem Bild eines männlichen Models eingerichtet und deutlich weniger Resonanz bekommen als mit einem gut geschriebenen Profil und einem grässlichen Bild von mir. Frauen können sich in Worte verlieben. Sie suchen nach der Erkenntnis hinter den Silben. Sie verlieben sich in ihre eigene Phantasie. In das Bild des Mannes, das sie sich in ihren Gedanken von ihm malen. Man muss nur der virtuelle Abdruck ihrer Wünsche werden, die Illusion ihrer Träume.

Auch als Mann wird man in den Strudel der Online-Emotionen gerissen. Stundenlang glotze ich auf den Bildschirm, bis mir endlich „KeineHeidi" zurückgeschrieben hat. Nach dem Mittagessen stürze ich zurück an meinen Computer. Sind Antworten von „Uschi76" oder „BlueSharon" da?

Das Flirten im Internet ist eine Simulation. Alles ist langsamer. Eindimensionaler. Vielleicht kann man deshalb manches besser verstehen. Wie viele Worte muss man mit einer Frau tauschen, bis man Sex haben wird? Welche Worte bringen einen voran, welche werfen einen zurück? Durch die Kraft von „copy" und „paste" habe ich die Frauen von Buxtehude bis Bayreuth mit Variationen meiner Briefe so lange penetriert, bis ich die Ausbeute optimiert hatte.

Der amerikanische Flirtguru Mystery hat die These aufgestellt, dass man bei Frauen fünfzehn Schalter umlegen muss, bis sie mit einem ins Bett gehen. Im Internet wird das Armaturenbrett der Frauen offengelegt. Nach und nach prüfen sie ihre Agenda durch:
Ist der Mann humorvoll? Einfühlsam? Ist er sozial angesehen? Ist er vermögend? Treu? Erst bei genügend vielen Übereinstimmungen rücken sie ihre Telefonnummer heraus.
Frauen wollen übrigens immer treue Männer mit ernsten Absichten, auch wenn es nur auf einen One-Night-Stand hinausläuft.
So absurd es klingt: Frauen suchen auch für eine schnelle Nacht einen treuen Mann. Für Mädchen ist auch ein One-Night-Stand eine Beziehung. Eben eine sehr kurze. So haben auch „Traum242perle“ und „Seilieb27“ nach Treue gefahndet, um sich dann gleich im Auto vernaschen zu lassen.
Wie soll man nur die erste Mail beginnen? Ich mache mich über die Frauen lustig. Ich spotte über Details in ihrem Bild, ich frage, ob die Frisur „so beabsichtigt“ ist, ob „der Schrank im Hintergrund allen Ernstes in ihrer Wohnung“ steht. Wenn ihr Nickname „Puschlbär“ ist, schreibe ich, das klinge „wie eine Wurstfachverkäuferin, die Diddlmäuse sammelt“. Andere Nicks erinnern mich an Luftbefeuchter oder Waschmittel. Einer netten Brünetten namens „Chiaraluna“ schrieb ich, ihr Nick klinge wie eine Slipeinlage.
Etwas spröde schrieb sie mir zurück: „Meine Tochter heißt Chiaraluna.“ Mehr wurde dann auch nicht daraus.
Meine Erkenntnis: Unattraktive Frauen mit schwachem Selbstwertgefühl können mit spielerischen Beleidigungen nicht umgehen.
Sie schicken gekränkte Mails zurück. Tolle, schöne Frauen wittern die Herausforderung. Der Graben der Attraktivität führt genau durch diesen Unterschied.
Neil Strauss schrieb in sein Profil: „Wenn ich eine Bekanntschaftsanzeige aufgeben müsste, dann würde ich folgendes schreiben:
Ich bin ein gut gebauter, sexuell talentierter Mann, der nach einer verheirateten Frau sucht, die ihren Mann eifersüchtig machen möchte, um noch

wertvollere Geschenke von ihm zu bekommen."

Daneben veröff entlichte er eine Karikatur von sich selbst. Sein Foto mussten sich die Mädchen durch ihre Antworten erst verdienen. Für lustige Nachrichten vergab er Punkte, und erst bei fünfzehn Punkten bekamen sie das Foto und seine Telefonnummer.

Das ist die Haltung, die Frauen anzieht. Sie müssen Angst haben, den Mann zu verlieren. Nicht umgekehrt.

Dave M., ein amerikanischer Internetguru, der in vier Jahren über vierhundert Frauen aus dem Internet persönlich traf, lehrt in seinen Seminaren, welche Haltungen ein Mann einnehmen muss, um die Frauen zu überzeugen: absolute Kontrolle der Kommunikation signalisieren, Zufriedenheit ausstrahlen, Herausforderung bieten, Humor und schließlich Charme beweisen.

Die meisten Frauen lassen sich gern an die Hand nehmen, um durch ihre Träume zu spazieren. Der Geruch von gemähten Sommerwiesen, das Schokominzeis in diesem kleinen Restaurant, das man unbedingt gegessen haben muss, bevor man stirbt. Ich verführe sie mit Details, mit der konkreten Beschreibung dessen, was für tolle Dinge wir gemeinsam erleben werden. Um mich dann gleich wieder über ihre Antwort lustig zu machen.

Langweilige, kalkulierbare Dialoge machen die Mädchen mürbe. Frauen warten auf die wundersame Wendung in ihrem Leben. Ein Mann, der so etwas schaffen will, ist zumindest eines: unberechenbar.

Spätestens in der dritten Mail schreibe ich, dass ich ihre Stimme hören will, dass ich keine Lust habe auf zeitraubende Online-Konversationen.

Weil ich ein gefragter, erfolgreicher Mann bin. Wenn sie die Nummer nicht schickt: Over. Egal.

Je länger man sich hin und her schreibt, um so größer wird die Erwartungshaltung. Nach monatelangem Onlineflirt kann das erste Treffen eigentlich nur noch enttäuschen. Viele Frauen ziehen die Phantasie der Wirklichkeit vor. Sie wollen nur eine Cyberbeziehung.

Auch deshalb gilt: Mehr als vierhundert Worte sollte man bis zum ersten Sex eigentlich nicht gewechselt haben.

Ich schicke meine Nummer und will ihre im Gegenzug. Dann rufe ich an.

Zehn Minuten Quatschen. Gibt es Hinweise, dass sie eine Irre ist?
„KeineHeidi“, eine vermeintlich adrette Ärztin, erzählt mir mit quengliger Stimme: „Ich hatte kürzlich ein schlimmes Date. Der Typ hat mich mit dem Auto abgeholt und mich dann gebeten, ich soll ihn rückwärts in die Parklücke winken. Dann ist er einfach weggefahren. Mein Schirm war im Auto, und es hat geregnet.“ Bei der Geschichte habe auch ich einen Fluchtreflex verspürt und nicht mehr angerufen.
Das Vorspiel ist vorbei, nun soll das Date folgen. Internetinsider spotten: „90 Prozent aller Frauen sehen schlechter aus als auf dem Foto. Der Rest sind Transvestiten.“
Internetprofi Dave M. bekam eine E-Mail von einer attraktiven Blondine namens „Celine“. In ihrer langen Nachricht stand der wunderbare Satz: „Ich weiß besser als jede andere, wie man Männer glücklich macht.“ Diese Formulierung hätte Dave stutzig machen sollen. Als er „Celine“ traf, stellte sich heraus: Sie war früher mal ein Mann.
Das erste Treffen sollte also lieber an einem Ort stattfinden, wo man in zehn Minuten flüchten kann. Ein ganzer Abend an einem Tisch im Restaurant kann eine psychische Folter sein, vor der sogar die CIA zurückschrecken würde.
Für den ausgebildeten Verführungsexperten dürfte es ein Leichtes sein, die Frau rumzukriegen. Spätestens beim zweiten Date.
Irgendwann sollte sie kichernd sagen: „Ich kann nicht glauben, dass ich das tue. Ich habe so etwas noch nie getan.“
Wer den Abend optimal plant, legt ein erstes Date auf den frühen Abend und ein zweites auf den späten Abend. So kann man locker auf zweihundert sexuelle Kontakte im Jahr kommen.
Das sind dann aber nicht nur Diamanten. Da sind einige Halbedelsteine dabei und vielleicht sogar ein paar ganz gewöhnliche Kiesel.

Kurz, bündig und von einem, der es wissen muss:

„Schließlich gibt es nichts Schöneres, als über den Widerstand einer schönen Frau zu triumphieren“.

Molière, *Don Juan oder Der Steinerne Gast* (1665)